Joseph Kiprop Choge

Perspectivas clínicas e históricas da toxoplasmose

Joseph Kiprop Choge

Perspectivas clínicas e históricas da toxoplasmose

Directrizes para professores e alunos de cuidados de saúde nos países em desenvolvimento

ScienciaScripts

Imprint
Any brand names and product names mentioned in this book are subject to trademark, brand or patent protection and are trademarks or registered trademarks of their respective holders. The use of brand names, product names, common names, trade names, product descriptions etc. even without a particular marking in this work is in no way to be construed to mean that such names may be regarded as unrestricted in respect of trademark and brand protection legislation and could thus be used by anyone.

Cover image: www.ingimage.com

This book is a translation from the original published under ISBN 978-620-7-80521-1.

Publisher:
Sciencia Scripts
is a trademark of
Dodo Books Indian Ocean Ltd. and OmniScriptum S.R.L publishing group

120 High Road, East Finchley, London, N2 9ED, United Kingdom
Str. Armeneasca 28/1, office 1, Chisinau MD-2012, Republic of Moldova, Europe
Printed at: see last page
ISBN: 978-620-7-85925-2

ÍNDICE DE CONTEÚDOS

INTRODUÇÃO

A toxoplasmose é uma infeção por protozoários que tem uma distribuição cosmopolita e também tem sido documentada como a infeção oportunista mais comum que afecta o sistema nervoso central entre os doentes com VIH/SIDA nos países desenvolvidos[102] , especialmente entre os que não estão a receber tratamento profilático adequado. A doença sintomática entre as pessoas com co-infeção de toxoplasmose e VIH ocorre após a reativação da infeção latente por toxoplasmose[106] . É também a causa mais comum de coma, lesões cerebrais focais e morte e sabe-se que causa encefalite em doentes com VIH[104] . A infeção é causada pelo *Toxoplasma gondii*, um parasita intracelular obrigatório que pode infetar a maioria dos mamíferos. Embora a infeção humana seja geralmente assintomática ou ligeira, a entidade patológica é potencialmente fatal nos doentes imunocomprometidos, que frequentemente desenvolvem toxoplasmose cerebral juntamente com outras infecções oportunistas associadas, tipicamente observadas nos doentes com VIH/SIDA, que podem apresentar-se como linfoma primário do SNC associado à infeção pelo vírus Epstein-Barr e leucoencefalopatia multifocal causada pelo vírus do polimoma JC[95,97,98] . Outras pessoas em risco de toxoplasmose grave ou com risco de vida incluem os fetos e os recém-nascidos.

Os professores de saúde destacados para trabalhar em instituições de saúde movimentadas e os alunos sob a sua instrução necessitam de material de referência rápido para orientar o diagnóstico e a gestão da toxoplasmose. A informação relevante raramente é encontrada num único livro ou noutra fonte de informação. O principal objetivo deste livro é disponibilizar os detalhes essenciais resumidos para permitir que os leitores poupem tempo na procura de informações relevantes necessárias para a fisiopatologia, apresentação clínica, complicações, diagnóstico e tratamento da toxoplasmose. O livro também fornece informações de fundo essenciais para os esforços de investigação contemporâneos no sentido da prevenção da toxoplasmose.

As informações contidas neste pequeno livro-texto permitirão ao leitor (1) descrever os antecedentes epidemiológicos e históricos da toxoplasmose, a transmissão, a patogénese e a fisiopatologia em relação à toxoplasmose, (2) descrever a apresentação clínica e as complicações da toxoplasmose, (3) descrever os diagnósticos diferenciais e o diagnóstico da toxoplasmose, (4) delinear o tratamento e a gestão da toxoplasmose, (5) descrever a prevenção/controlo da toxoplasmose. Existe uma lista de referências no final do livro, para ajudar o leitor a ler mais sobre a doença.

SOBRE O AUTOR

O Dr. Joseph Choge é atualmente Professor Sénior na Universidade de Ciência e Tecnologia Masinde Muliro (anteriormente na Universidade de Kabianga), no Quénia. É também o líder do programa académico de Medicina Clínica na mesma universidade. O Dr. Choge publicou artigos em várias revistas científicas e também publicou livros académicos de nível universitário e capítulos de livros. Um dos seus artigos, intitulado *"Pellagra in Isoniacid Preventive and Anti-Retroviral Therapy"*, publicado pela Elsevier, valeu-lhe e aos seus co-autores o prémio "Research Under Literal Access -'RULA' Award" na Índia em 2020. Participou em muitas conferências científicas para divulgar os resultados da sua investigação. O Dr. Choge recebeu um prémio de reconhecimento da investigação como Investigador Extraordinário do Ano de 2023 na Universidade de Kabianga. É examinador externo em várias universidades do Quénia. Faz atualmente parte do Conselho de Administração do Clinical Officers Council (COC, um organismo profissional regular no Quénia) e foi também o anterior Presidente do COC. É também o Presidente - Eleito - em - Espera da Academia Internacional de Educadores Médicos Associados (IAPAE).

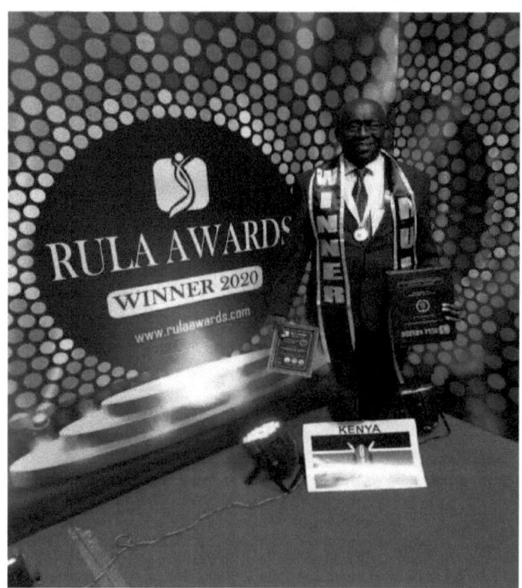

CAPÍTULO UM: ANTECEDENTES HISTÓRICOS, PARASITOLOGIA E EPIDEMIOLOGIA DA TOXOPLASMOSE

1.1 ANTECEDENTES HISTÓRICOS

O organismo *Toxoplasma gondii* foi descrito pela primeira vez quando Nicolle e Manceaux, em 1908, encontraram o parasita no fígado e no baço de um roedor do Norte de África, o gundi (*Ctenodactylus gundi*)[1] . A doença foi associada aos seres humanos quando Janků [2] observou quistos parasitários na retina de uma criança com hidrocefalia e microftalmia. Wolf e Cowen[3] demonstraram a importância da toxoplasmose congénita, enquanto a descoberta por Pinkerton e Weinman[4] da infeção pós-natal se seguiu em 1940. Em 1948, Sabin e Feldman[5] desenvolveram o primeiro ensaio serológico fiável (ou seja, o teste do corante). O ensaio permitiu a realização de estudos para estabelecer a prevalência e o espetro clínico da infeção por toxoplasmose.

1.2 PARASITOLOGIA

O Toxoplasma gondii é um protozoário coccídeo intracelular obrigatório com distribuição mundial[56] , cujo trofozoíto tem um aspeto caraterístico em forma de meia-lua, medindo 3 micrómetros de largura e 6 micrómetros de comprimento, e contém um núcleo. O nome do parasita deriva da palavra grega "*Toxon*", que significa "um arco ou laço", e do facto de o parasita ser originário de uma fonte animal. A evolução da virulência do parasita tem sido impulsionada pela recombinação sexual entre as linhas clonais do parasita[51] .

A multiplicação assexuada e sexual do parasita ocorre nos enterócitos dos felídeos, o que leva à excreção de oocistos nas fezes dos animais afectados. No prazo de três a quatro dias após a infeção, os oocistos esporulam, formando assim esporocistos infecciosos, que podem permanecer viáveis durante mais de um ano em solo húmido. Quando um hospedeiro secundário ingere os esporocistos, os taquizoítos são libertados, sendo depois disseminados através da corrente sanguínea e do sistema linfático, bem como por invasão celular ativa. A multiplicação assexuada dos taquizoítos ocorre em todas as células nucleadas, levando consequentemente à invasão e à rutura das células adjacentes. Os cistos teciduais são eventualmente formados, cada um consistindo de bradizoítos (que podem chegar a vários milhares) e uma parede de cisto (que se origina parcialmente do hospedeiro e do parasita, respetivamente). Embora cada traquizoíto se assemelhe morfologicamente a um taquizoíto, este último apresenta uma atividade metabólica relativamente maior. O ciclo de vida é completado pela predação do hospedeiro secundário. Os quistos tecidulares acabam por libertar o seu conteúdo para o lúmen do gato infetado, pelo que os taquizoítos activos invadem subsequentemente o epitélio intestinal[6] .

1.3 EPIDEMIOLOGIA

Uma grande população mundial (estimada em cerca de um terço) está infetada com toxoplasmose, embora a maioria dos infectados possa ser assintomática[6] . Nos Estados Unidos da América, a toxoplasmose é responsável por cerca de trinta a cinquenta por cento de todos os doentes com uveíte posterior. A prevalência de anticorpos específicos para o *T. gondii* é diretamente proporcional à idade da população, o que indica que a infeção é adquirida ao longo da vida. A incidência da doença mostrou uma variação geográfica acentuada em El Salvador, onde até três quartos dos indivíduos tinham sido infectados, em comparação com menos de um quarto nos EUA[6] . As diferenças estavam associadas à dieta, ao clima e ao contacto com gatos, de tal forma que a doença é mais comum em áreas quentes e húmidas com uma grande população de gatos. Nestas áreas com elevada prevalência da doença, a carne é consumida ligeiramente cozinhada ou crua; daí a incidência relativamente elevada da doença. No entanto, a importância relativa destas vias de transmissão varia consoante as regiões.

Nos EUA, as taxas de seropositividade registadas variam entre dez e quinze por cento, embora tenham sido estimadas taxas de infeção mais elevadas[16,17] , sendo de esperar variações consoante as localizações geográficas e os grupos populacionais. No entanto, a infeção pelo vírus da imunodeficiência humana (VIH) não parece afetar a taxa de seropositividade da toxoplasmose, uma vez que não foi observada qualquer diferença na taxa de seropositividade entre doentes com SIDA com e sem gatos[16] . Um inquérito à população demonstrou uma prevalência de 0,6% de toxoplasmose ocular entre os residentes de Maryland, com até vinte e um por cento dos doentes a sofrerem de infecções sistémicas adquiridas[18] . A prevalência da toxoplasmose é relativamente mais elevada entre as pessoas de meios socioeconómicos baixos, os afro-americanos e as pessoas que vivem nos estados do sul[19] . Com base em amostras colhidas em recrutas militares dos EUA, a seroprevalência da toxoplasmose diminuiu um terço entre 1965 e 1989. A taxa bruta de seropositividade foi de 9,5% em 1989, entre os recrutas militares provenientes de quarenta e nove estados, em comparação com 14,4% em 1965. Todos os anos, mais de três mil e quinhentos recém-nascidos são afectados pela toxoplasmose nos EUA, ao passo que as taxas de seropositividade entre os seropositivos variam entre dez e quarenta e cinco persistentes[18,19] . As lontras marinhas (*Enhydra lutris nereis*) são utilizadas como sentinelas para detetar a transmissão da toxoplasmose nos ecossistemas marinhos. Sabe-se, portanto, que a toxoplasmose contribui para a lenta recuperação da população de lontras marinhas do Sul e é uma das principais causas da sua mortalidade, de acordo com estudos efectuados na Califórnia[20] .

Na Europa, o principal fator de risco para contrair a doença é a ingestão de carnes cruas, mal cozinhadas ou curadas[7] . A prevalência em alguns países europeus é de cerca de noventa por cento. É importante notar que muitos países desenvolvidos registaram um declínio na prevalência da doença nos últimos anos; este facto pode estar associado à prática de congelar a carne e à introdução de técnicas de criação intensiva que separam os gatos do gado[8] . Verificou-se que a taxa de *seropositividade* do *T. gondii era* tão elevada como setenta e cinco por cento na quarta década de vida, entre os doentes em França e El Salvador, enquanto até noventa por cento dos adultos que vivem em Paris e cerca de cinquenta por cento dos adultos na Alemanha são seropositivos. Na maior parte de África, na Europa Ocidental e nas regiões meridional e central da América, as mulheres em idade fértil têm uma taxa de seroprevalência superior a cinquenta por cento das respectivas populações[21] .

Em diferentes coortes populacionais na Europa, na Austrália, na Ásia e nas Américas, estudos serológicos demonstraram que, durante a gravidez, foi detectada uma infeção materna primária com toxoplasmose, que variou entre um e trezentos e dez casos de toxoplasmose por cada dez mil gravidezes; a incidência pré-natal de toxoplasmose nas mesmas populações ou em populações semelhantes foi estimada entre um e cento e vinte mil casos por cada dez mil nascimentos[22,23,24,25,26] . Estes estudos mostraram também que a encefalite associada à toxoplasmose entre indivíduos com SIDA era de cerca de dezasseis por cento em termos de seroprevalência, enquanto a taxa de *seropositividade* do *T. gondii* variava entre cinquenta e setenta e oito por cento em certas regiões de África e da Europa Ocidental. Trinta e sete por cento das autópsias realizadas em França em doentes que morreram de SIDA apresentavam indícios de encefalite por toxoplasmose.

No que diz respeito à demografia relacionada com a idade, a toxoplasmose congénita adquirida que afecta os olhos (retino-coroidite) tem uma tendência evidente para recidivar e manifestar-se clinicamente (reativação clinicamente evidente) entre as pessoas com quarenta anos ou mais[27] .

CAPÍTULO DOIS: TRANSMISSÃO, PATOGÉNESE E FISIOPATOLOGIA DA TOXOPLASMOSE

2.1 MODO DE TRANSMISSÃO DA TOXOPLASMOSE

A transmissão da toxoplasmose ocorre mais frequentemente após a ingestão de oocistos infecciosos contidos em alimentos contaminados (geralmente carne mal cozinhada) ou água contaminada[100,103,107] . A pneumonia por Toxoplasma pode ocorrer por via respiratória, enquanto a infeção por via transplacentária pode potencialmente causar aborto ou patologia no recém-nascido afetado. A toxoplasmose nosocomial também pode ocorrer após transfusão de sangue, acidentes laboratoriais ou transplantes de órgãos[101,105,108] .

No que diz respeito à transmissão oral através dos alimentos ou da água contaminada com fezes de gato, os oocistos são bastante abundantes nas camas de gato contaminadas com fezes de felino ou podem também ser encontrados no solo ou na carne mal cozinhada de um felino infetado. A toxoplasmose ocorre, na maioria dos casos, após a reativação de uma infeção latente na sequência de uma perda progressiva da imunidade celular (como pode ocorrer após uma infeção avançada pelo VIH, após a utilização prolongada de esteróides, a utilização de anticorpos monoclonais ou de quimioterapia ou após um transplante de células sólidas ou estaminais[94,96] . O parasita *T. gondii* só pode completar o seu ciclo reprodutivo num animal felino. A infeção humana é adquirida através da ingestão de oocistos teciduais de *T. gondii* (bradizoítos) e taquizoítos em carne crua, mal cozinhada ou curada; mais ainda em carne de cordeiro e de porco. Após a ingestão, os parasitas encistam em células nucleadas e são capazes de permanecer adormecidos nos tecidos do animal hospedeiro durante toda a vida, como uma infeção latente. Esta forma de transmissão é, portanto, comum na Europa e nos EUA, onde muita carne de porco é consumida por seres humanos susceptíveis. Os oocistos podem também ser transportados mecanicamente para os alimentos ou para a água por moscas e cochonilhas. A doença também pode ser adquirida através da ingestão de esporocistos derivados de fezes de gato que contaminam vegetais inadequadamente lavados, solo ou água não filtrada e/ou contaminada ou através de um transplante de órgãos[6] . A transmissão transplacentária também pode ocorrer após uma infeção materna primária, que, por sua vez, afecta o feto.

No que diz respeito à transmissão da toxoplasmose na gravidez, o risco de infeção congénita do feto é insignificante se a mãe for adequadamente tratada e não estiver imunodeprimida[40] . No entanto, se uma mãe grávida for infetada durante o primeiro trimestre de gravidez, o risco de infeção fetal situa-se entre catorze e dezassete por cento e tende a estar associado a toxoplasmose grave do bebé afetado, enquanto o risco de infeção fetal é ainda mais elevado durante o terceiro trimestre de gravidez (entre cinquenta e nove e sessenta e cinco por cento), embora o resultado da infeção seja então ligeiro ou inaparente durante o parto[40] . Pensa-se que as variações nas taxas de transmissão se devem à virulência variada do parasita adquirido, ao fluxo sanguíneo placentário variado e à capacidade variada do sistema imunitário da mãe para superar a parasitemia[38-40] . Os genótipos atípicos do *T. gondii* são responsáveis por um tipo de infeção congénita mais grave do que a infeção devida aos genótipos típicos do organismo[41] . A tendência de predileção para o envolvimento da retina e do sistema nervoso central ainda não foi bem explicada. Isto apesar da tendência para ter níveis baixos de IgA entre os bebés com toxoplasmose congénita[38-40] . No caso de uma mãe ser infetada com toxoplasmose durante a gravidez, pode ocorrer disseminação hematológica do parasita para a placenta (causando assim a transmissão transplacentária) ou infeção do recém-nascido através de contaminação mecânica durante o parto vaginal[38,39] . No entanto, mesmo que a mãe tenha sido infetada com toxoplasmose antes da gravidez, não há risco de infeção fetal, desde que a mãe infetada não esteja imunodeprimida[40] . No caso das mães grávidas imunodeprimidas, entre dez a vinte por cento delas tendem a apresentar sintomas clínicos de linfadenopatia e febre[40] .

Embora rara, a ingestão de leite não pasteurizado, a transfusão de sangue ou a contaminação acidental em laboratório são modos potenciais de transmissão da toxoplasmose. A incidência da toxoplasmose é, por conseguinte, mais elevada entre os manipuladores de carne (por exemplo, trabalhadores de matadouros e talhantes) e entre as pessoas cujos hábitos culturais incluem a ingestão frequente de carne mal cozinhada que, por conseguinte, transmitirá facilmente os quistos encontrados nos tecidos da carne mal cozinhada.

Os oocistos infecciosos e resistentes ao ambiente que são libertados através das fezes dos felídeos, que são depois transportados através do escoamento de água doce para o ecossistema marinho, são uma fonte de transmissão da toxoplasmose. As lontras (como predadores próximos da costa) servem de sentinelas dos parasitas da toxoplasmose que entram no ecossistema marinho, porque as lontras comem alguns dos mesmos alimentos que os humanos e também partilham o mesmo ambiente com os humanos[20] . Mais pesquisas para investigar os processos que promovem infecções por *T. gondii* em lontras marinhas criarão mais conhecimentos que permitirão uma melhor compreensão do fluxo de parasitas terrestres e do surgimento da toxoplasmose na interface entre humanos, animais domésticos e vida selvagem[20] .

2.2 PATOGÉNESE E FISIOPATOLOGIA DA TOXOPLASMOSE

2.2.1 PATOGÉNESE DA TOXOPLASMOSE

Após a ingestão de alimentos contaminados, os taquizoítos disseminam-se por todo o corpo, infectam todas as células nucleadas, levando à produção de focos necróticos rodeados de inflamação. Como resultado da CMI, os taquizoítos são transformados em quistos tecidulares, resultando numa infeção que dura toda a vida. Os taquizoítos ingeridos com alimentos contaminados são disseminados por todo o corpo, invadindo todas as células nucleadas e produzindo focos necróticos rodeados de inflamação. Na sequência de uma resposta imunitária mediada pelas células, os taquizoítos transformam-se em quistos tecidulares, permanecendo depois alojados nos tecidos durante toda a vida. Ao invadir ativamente a célula, o taquizoíto gera a formação de um vacúolo parasitóforo que não se funde com os organelos intracelulares. Desta forma, o parasita evita a destruição[10] . Em seguida, os taquizoítos dividem-se por fissão binária para formar pseudocistos intracelulares que, consequentemente, distorcem a célula hospedeira e, por fim, rompem a célula hospedeira. Os taquizoítos libertados durante este processo invadem então as células adjacentes. Os cistos teciduais que contêm bradizoítos quiescentes acabam por se formar. A excitação ocorre então periodicamente e é controlada por mecanismos que ainda não estão claramente estabelecidos. Quando os parasitas são libertados, destroem as células invadindo-as, causando subsequentemente uma rutura celular e provocando mais danos, que também estão associados à resposta imunitária do hospedeiro. A resposta imunitária é predominantemente mediada por células, sendo que as células T e os macrófagos activados desempenham um papel central. A interferona - gama e outras citocinas também induzem uma resposta imunitária eficaz[9] . A imunidade celular que é mediada por macrófagos e células T, para além da atividade das citocinas de tipo 1 (interleucina-12 e interferão [INF] gama), é essencial para manter a quiescência da infeção crónica por *T. gondii*[114] . A produção de interleucina-12 (IL-12) e interferão (INF) gama é estimulada pelo CD154 (também conhecido como ligando CD40) em modelos humanos de infeção por *T. gondii*. O CD154 actua desencadeando a secreção de IL-12 pelos macrófagos e células dendríticas, o que subsequentemente também aumenta a produção de INF gama pelas células T[113] . Os parasitas exctracelulares são eliminados por anticorpos específicos em conjunto com o sistema de complemento.

O Toxoplasma gondii, o organismo causador da toxoplasmose, tem dois ciclos de vida distintos, nomeadamente: (1) o ciclo sexual que ocorre apenas no gato, que é o hospedeiro definitivo e (2) o ciclo assexual, que ocorre no homem e noutros mamíferos e também em várias espécies de aves.

O ciclo sexual do parasita começa no sistema gastrointestinal do gato depois de este comer carne que contém o parasita. A carne infetada pode ser carne crua de qualquer origem, ratos ou aves selvagens. Os bradizoítos ingeridos desenvolvem-se em macrogrametócitos e microgametócitos que depois se fundem para formar zigotos. Os zigotos, por sua vez, encapsulam-se numa parede rígida, que é depois libertada como oocistos. Os oocistos são muito resistentes e, por isso, podem permanecer infecciosos durante mais de um ano se estiverem num ambiente propício (húmido e quente). Durante uma infeção primária e numa base diária, o gato pode excretar milhões de oocistos durante as próximas uma a três semanas. No interior do oocisto, o zigoto esporula e divide-se para formar esporozoítos. Após vinte e quatro horas ou mais de libertação de oocistos através das fezes do gato, os esporozoítos tornam-se infecciosos.

Duas formas do parasita manifestam-se durante o ciclo de vida, nomeadamente: (1) os taquizoítos, que são as formas que se dividem rapidamente durante a fase aguda da infeção e (2) os bradizoítos, que são as formas que crescem lentamente e são observáveis nos tecidos como quistos.

A invasão celular começa após a ingestão dos parasitas *T. gondii*, através da libertação de bradizoítos dos esporozoítos ou de quistos dos oocistos; subsequentemente, os parasitas entram nas células gastrointestinais. Os taquizoítos penetram e depois fixam-se às células hospedeiras através da utilização de receptores das células hospedeiras que consistem em laminina, lectina e SAG 1. A multiplicação dos taquizoítos ocorre então e, eventualmente, as células rompem-se e infectam novas células. Os taquizoítos são então transportados através dos linfáticos e da corrente sanguínea (disseminação hematogénica) para outros tecidos do corpo. Depois de penetrarem ativamente nas células hospedeiras, os parasitas formam um vacúolo parasitóforo, derivado da membrana plasmática, que é completamente distinto de um compartimento fagocítico ou endocítico normal[28] . O parasita entra então rapidamente na célula hospedeira (após a sua fixação apical) através de um processo que é marcadamente mais rápido do que a fagocitose. A invaginação subsequente da membrana plasmática da célula hospedeira leva à formação de um vacúolo, que é puxado sobre o parasita pela ação concertada do citoesqueleto de actina-miosina do parasita. No entanto, a célula hospedeira permanece essencialmente passiva; por conseguinte, não se verifica qualquer alteração na agitação da membrana, na fosforilação das proteínas da célula hospedeira ou no citoesqueleto de actina. Os taquizoítos proliferam então e produzem focos necróticos que são rodeados por uma reação celular. Quando a resposta imunitária normal se desenvolve, os taquizoítos desaparecem dos tecidos. No entanto, em indivíduos imunodeprimidos e em alguns indivíduos saudáveis, a infeção aguda pode progredir para uma miocardite potencialmente letal, pneumonite e/ou encefalite necrotizante. Nos imunodeprimidos ou em crianças mais velhas, pode ocorrer ou recidivar retinocoroidite; no entanto, ocorre pouca ou nenhuma resposta inflamatória em indivíduos saudáveis. Os quistos tecidulares formados logo nos sete dias seguintes à infeção podem permanecer durante toda a vida no indivíduo infetado.

Durante a infeção aguda por toxoplasmose, ocorrem alterações nos linfócitos T. As subpopulações de linfócitos T são alteradas profundamente e de forma prolongada pelo parasita *T. gondii*. A linfocitose, o aumento das contagens de células T supressoras (Ts) e a diminuição do rácio entre células T auxiliares e células T supressoras foram registados em doentes com febre prolongada e mal-estar após toxoplasmose. Estes doentes podem ter menos células T auxiliares mesmo quando estão assintomáticos. As alterações nos linfócitos T foram correlacionadas com síndromes de toxoplasmose, mas não com o resultado da doença.

As contagens de células T auxiliares estão diminuídas durante mais de seis meses após a infeção, em alguns doentes manifestando-se com linfadenopatia. Os rácios das subpopulações de células T também podem ser anormais em doentes assintomáticos. Nalguns doentes com toxoplasmose disseminada, pode observar-se uma redução acentuada das células T e uma depressão acentuada do rácio entre células T auxiliares e células T supressoras (ou seja, diminuição do rácio Th: Ts). A depleção de linfócitos T indutores (linfopenia) em doentes com SIDA pode desencadear manifestações de toxoplasmose grave nesses doentes.

No que diz respeito à toxoplasmose congénita, os genótipos atípicos são mais graves do que os causados pelos genótipos típicos da doença[41] . Alguns lactentes com infeção mais grave parecem ter uma anergia específica ao antigénio *do Toxoplasma* que é importante na patogénese da doença. Foi feita a descrição de uma gamopatia monoclonal da classe da imunoglobulina G em bebés infectados congenitamente; do mesmo modo, também foi relatada glomerulonefrite com depósitos de IgM, antigénio do Toxoplasma e fibrinogénio. Os níveis de imunoglobulina M podem estar elevados em recém-nascidos com toxoplasmose congénita. Foram detectados complexos imunes circulantes em amostras serológicas de indivíduos mais velhos com febre, sistémica e entre os bebés com linfadenopatia subjacente à toxoplasmose congénita. No entanto, os complexos desapareceram assim que as manifestações clínicas regrediram[38-40]. Os níveis séricos de IgA total podem ser baixos nos bebés com toxoplasmose congénita, embora não tenha sido observada qualquer predileção pela infeção associada à toxoplasmose. A tendência de predileção para o envolvimento da retina e do sistema nervoso central ainda não foi bem explicada[38-40].

Um foco de infeção clínica ou sub-clínica começa na retina imediatamente após a infeção por toxoplasmose atingir o olho. A infeção pode eventualmente causar retinocoroidite. Os taquizoítos transformam-se em bradizoítos (formas císticas) quando o sistema imunitário do hospedeiro reage. Os bradizoítos (formas císticas) são muito resistentes ao sistema imunitário do hospedeiro, pelo que se instala uma infeção crónica e latente. Não se observam alterações fundoscópicas no caso de uma infeção sub-clínica. Os quistos permanecem na retina (que aparentemente pode parecer normal), a não ser que exista uma lesão clínica ativa que cicatrize, causando assim a formação de cicatrizes retinocóides. Os quistos permanecem frequentemente numa forma inativa adjacente ou dentro da cicatriz. No entanto, se ocorrer imunossupressão por qualquer motivo, a parede do quisto pode romper-se e os organismos do T. gondii são então libertados, após a rutura do quisto, para a retina, iniciando assim a inflamação (retino-coroidite).

A retinocoroidite ocorre normalmente devido à reativação da infeção congénita por toxoplasmose. No entanto, alguns doentes com toxoplasmose aguda foram diagnosticados com retinocoroidite[29,30]. As cinco hipóteses que se pensa poderem explicar o processo inflamatório da toxoplasmose ocular[31] são: (1) Mediadores tóxicos parasitários libertados pelo *T gondii*, (2) Infeção e resposta inflamatória que ocorrem após a rutura espontânea do quisto, (3) Imunidade mediada por células contra antigénios da retina, (4) Reação de hipersensibilidade de tipo retardado a antigénios do *T gondii* e (5) Efeito lítico dos mediadores inflamatórios.

Os doentes que adquiriram retinocoroidite toxoplásmica tendem a apresentar níveis elevados de IL -1 em comparação com os doentes assintomáticos[32]. A recorrência da retinocoroidite pode estar associada a polimorfismos genéticos (particularmente genótipos associados a uma produção elevada de IL - 1a)[36]. Do mesmo modo, a retinocoroidite recorrente pode também estar associada a uma baixa produção de IL-10 (correspondendo a polimorfismos de IL-10)[35]. Em contrapartida, o polimorfismo do gene TNF-alfa não foi associado à recorrência/ocorrência de retinocoroidite toxoplásmica[33].

Verifica-se também um aumento da produção de outras citocinas, incluindo interleucinas (IL-6 e IL-1ß), molécula de adesão interlelular (ICAM) e o fator estimulador de colónias de granulócitos-macrófagos, quando as células do epitélio pigmentar da retina humana (EPR) são infectadas com parasitas *T. gondii*[34].

O facto de os parasitas da toxoplasmose raramente serem identificados no humor aquoso em doentes com toxoplasmose ocular ativa[37] sugere que os danos na retina são causados por respostas inflamatórias subsequentes e que a proliferação do parasita só ocorre durante as fases iniciais da infeção. No entanto, a encefalo-mielite é a caraterística clínica mais significativa da toxoplasmose na vida fetal e é geralmente bastante grave, podendo cerca de dez por cento resultar em morte neonatal ou aborto[38-40]. Entre os bebés infectados durante o período pré-natal, até oitenta por cento (sessenta e sete a oitenta por cento) permanecem assintomáticos à nascença e, por conseguinte, só são detectáveis serologicamente; no entanto, podem tornar-se sintomáticos e, posteriormente, manifestar-se com deficiências mais tarde nas suas vidas.

No que diz respeito aos efeitos da toxoplasmose nas perturbações mentais, a toxoplasmose na sua forma crónica pode estar associada à causa de diferentes perturbações mentais[45]. Entre estas contam-se a esquizofrenia e outras formas graves de perturbações psiquiátricas. No caso da esquizofrenia, o mecanismo mais provável que a associa à toxoplasmose é o seu efeito nos neurotransmissores do cérebro que se sabe estarem envolvidos na esquizofrenia[43,48]. As alterações associadas à esquizofrenia incluem a redução da massa cinzenta nos córtices temporais, no cingulado mediano, no caudado e no tálamo. Por conseguinte, os doentes seropositivos para *T. gondii* manifestam de forma mais proeminente sintomas de esquizofrenia[121,122]. Um estudo de investigação também descobriu que os doentes com toxoplasmose tendem a desenvolver algum comprometimento cognitivo ligeiro; o parasita também se instala no compartimento intracelular e principalmente no tecido hepático e nos músculos, embora permaneça dormente em cerca de um terço dos doentes afectados[119].

De acordo com as investigações realizadas em seres humanos e roedores, os estádios bradizoítos do parasita afectam os níveis de dopamina e de outros neurotransmissores[43,48]. Depois de o parasita da toxoplasmose atravessar a barreira hemato-encefálica (BBB), forma quistos, permanecendo assim adormecido no cérebro, influenciando os neurotransmissores dopaminérgicos e acabando por afetar a neurocognição. A resposta imunitária à infeção por toxoplasmose resulta numa diminuição das funções neurocognitivas[119,120,123]. A associação entre a doença de Alzheimer e o Parkinsonismo também foi investigada[42,46].

A reativação da toxoplasmose ocorre normalmente no sistema nervoso central, com envolvimento comum do cérebro, embora a doença entre os doentes imunodeprimidos se apresente clinicamente como retinocoroidite. Os doentes com doença clínica notável por toxoplasmose podem apresentar características de aumento da pressão intracraniana, cefaleias (possivelmente como sintoma de abcesso cerebral ou encefalite por toxoplasma), convulsões e características de défices neurológicos focais. A existência de lesões solitárias pode ser provocada; por conseguinte, a ausência de características radiológicas sugestivas após a imagiologia pode não excluir necessariamente a toxoplasmose cerebral . [49]

Na imunossupressão ocasionada pelo VIH, a toxoplasmose é uma das infecções oportunistas mais frequentes, em que a contagem de CD4 é reduzida, associada a uma diminuição da produção de interleucina (IL-12) e interferão gama, bem como a uma diminuição da atividade dos linfócitos T citotóxicos[116]. A resposta consequente à infeção pelo parasita toxoplama é a redução da expressão de CD154 e a redução da produção *in vitro* de IL-12 e interferão gama[115,117,118]. A toxoplasmose ocorre principalmente como reativação ou como consequência de uma infeção latente. Os quistos tecidulares da toxoplasmose podem ser reactivados quando as contagens de CD4 são inferiores a 200 células/µL de sangue, entre os doentes com SIDA. No entanto, é provável que ocorram sintomas clínicos de toxoplasmose quando as contagens de CD4 diminuem para menos de 100 células/µL[50] . O risco de desenvolvimento de doença reactivada é de cerca de trinta por cento entre os doentes que não têm a função imunitária restaurada ou que não receberam profilaxia adequada, mas que têm uma contagem de células inferior a 100 células/µL, além de estarem infectados com toxoplasmose, e que também são positivos para anticorpos IgG[44] .

Para além da toxoplasmose que afecta o SNC, outras doenças associadas à imunossupressão incluem a toxoplasmose disseminada, a miocardite e a pneumonite toxoplásmica. Esta última apresenta-se tipicamente com dificuldades respiratórias, tosse e febre (todos estes sintomas sugerem a presença de um processo infecioso pulmonar). Embora a radiografia torácica seja geralmente inespecífica, os resultados imagiológicos podem assemelhar-se aos da pneumonia por *Pneumocystic carinii* (PCP). A maioria dos casos de toxoplasmose pode apresentar características de doença do SNC ou características clínicas extra-SNC[47] . No entanto, o diagnóstico é confirmado pela utilização do lavado broncoalveolar.

2.2.2 PATOLOGIA DA TOXOPLASMOSE

No que respeita à patologia da toxoplasmose, verifica-se a trombose de pequenos vasos sanguíneos, que também está associada à necrose dos tecidos. As lesões observadas durante o exame histo-patológico resultam da disseminação do parasita na circulação, da ação citolítica do organismo e da resposta imunitária do hospedeiro.

Nos indivíduos com imunossupressão, há linfadenopatia com hiperplasia folicular evidente e as áreas periféricas dos gânglios linfáticos afectados têm normalmente colecções de células mononucleares. No entanto, a arquitetura normal dos tecidos permanece intacta, pelo que os parasitas neles presentes raramente são identificados, a não ser que sejam utilizadas colorações imuno-histoquímicas[11] . No entanto, podem ser observados parasitas de toxoplasma abundantes em alguns tecidos de indivíduos imunodeprimidos. Nos casos associados à encefalite por toxoplasma e à SIDA, os tecidos cerebrais apresentam necrose central com astrocitose circundante. São observados pseudocistos nas margens necróticas[12] . Evidências de trombose, necrose e pseudocistos podem ser encontradas no cérebro, fígado, pulmões e coração de indivíduos imunossuprimidos com parasitas da toxoplasmose.

No que diz respeito à toxoplasmose congénita, pode haver uma presença predominantemente localizada ou generalizada do parasita no sistema nervoso central (SNC). No cérebro de um indivíduo afetado podem ser encontradas áreas de evidente encefalite com necrose múltipla e enfarte (particularmente nas áreas peri-ventriculares, bem como nos gânglios basais e no córtex cerebral, com a formação caraterística de nódulos gliais). Na toxoplasmose grave de duração prolongada, podem ser evidentes zonas de necrose com calcificação focal e a hidrocefalia pode resultar da destruição do tecido cerebral ou da obstrução do aqueduto de Sylvius[13] . Quando o tecido ocular é infetado, a retina é destruída e, durante a cicatrização, pode observar-se a proliferação de pigmento nos bordos da lesão e parasitas do toxoplasma nas margens[14] . Quando a placenta é infetada, ocorre uma inflamação crónica na decídua e também ocorre uma reação focal nas vilosidades coriónicas[15] .

2.2.3 Fisiopatologia da Toxoplasmose

Uma vez ingerida a forma infecciosa dos parasitas, estes invadem o epitélio intestinal e, subsequentemente, disseminam-se por todo o corpo. Ficam encistados nos tecidos (sendo o cérebro o mais frequentemente afetado) e podem permanecer dormentes (como bradizoítos) até que a imunidade do hospedeiro diminua progressivamente. Os taquizoítos são as formas que se replicam ativamente depois de saírem do estado de dormência. A toxoplasmose primária é frequentemente subclínica, mas em situações raras pode tornar-se sintomática em pessoas seronegativas imunodeprimidas que podem ter sido recentemente expostas às formas infecciosas. Durante o estado de imunossupressão, a IgM é frequentemente serológica positiva (ao contrário da IgG, que é a única imunoglobulina que apresenta seropositividade durante a reativação da toxoplasmose, o que ocorre habitualmente após a infeção pelo VIH)[99] .

A produção de citocinas e anticorpos contra os parasitas do toxoplasma começa duas a três semanas após a infeção se tornar crónica. Depois de os taquizoítos extracelulares serem eliminados dos tecidos do hospedeiro, os parasitas intracelulares diferenciam-se em bradizoítos ocultos, cada um rodeado por um vacúolo parasitóforo, que se encontra encerrado na parede de um quisto. Durante a fase clínica, os quistos localizam-se preferencialmente nos tecidos musculares e neurais, rompendo-se periodicamente. No entanto, embora os bradizoítos libertados sejam normalmente destruídos pelo sistema imunitário, a maioria dos bradizoítos permanece no cérebro e nos músculos durante um período indefinido, desenvolvendo uma resposta imunitária protetora ao longo da vida contra a reinfeção. Os bradizoítos têm a capacidade de escapar à resposta imunitária do hospedeiro e, por isso, permanecem subsequentemente num estado quiescente dentro do hospedeiro. Se a proliferação do parasita não for controlada pelo sistema imunitário, o parasita é capaz de causar uma toxoplasmose generalizada que pode ser fatal. A resposta imunitária mediada por células T do hospedeiro desempenha um papel importante na supressão da resistência e da replicação dos taquizoítos em relação à infeção, resultando assim numa infeção crónica ou na possível eliminação dos parasitas do toxoplasma. Embora os indivíduos imunocompetentes se manifestem normalmente com toxoplasmose assintomática, também ocorrem múltiplas manifestações clínicas de infeção crónica, em que a inflamação é seguida de necrose. Cerca de dez a vinte por cento (em média quinze por cento) dos indivíduos infectados, mas imunocompetentes, apresentam rutura de quistos de tecido no cérebro, olhos ou músculos durante a infeção crónica, causando assim necrose focal associada a inflamação. A hipersensibilidade também desempenha um papel importante durante este processo[68,69,70] .

CAPÍTULO TRÊS: MANIFESTAÇÕES CLÍNICAS DA TOXOPLASMOSE

A toxoplasmose apresenta-se clinicamente de várias formas, nomeadamente: congénita, aguda, ocular, envolvimento do sistema nervoso central (SNC) e/ou não envolvimento do SNC ou doença disseminada em doentes imunologicamente suprimidos. Alguns doentes podem também apresentar outras formas clínicas de toxoplasmose, incluindo: anemia ligeira, linfocitose típica, leucopenia e níveis ligeiramente elevados de enzimas hepáticas. A síndrome clínica pode persistir durante semanas e é, no entanto, geralmente autolimitada[124,125] .

A forma aguda da toxoplasmose é geralmente assintomática, embora cerca de vinte por cento dos doentes possam manifestar-se com linfadenopatia ou linfadenite axilar ou cervical bilateral, não sensível. Alguns destes doentes podem também apresentar faringite, sintomas ligeiros semelhantes aos da gripe associados a mal-estar geral, febre, aumento do fígado e/ou do baço e mialgia.

A toxoplasmose é a causa mais comum de uveíte posterior e de inflamação intraocular em doentes imunocompetentes de todo o mundo. Embora a toxoplasmose seja uma doença grave e frequentemente potencialmente fatal, especialmente em indivíduos imunodeprimidos, menos de um quarto (dez a vinte por cento) dos doentes manifestam sintomas.

Nas pessoas com toxoplasmose congénita, a doença pode tornar-se sintomática durante a infância ou mais tarde na vida; ocorre frequentemente como uma doença ligeira a moderada durante a vida neonatal ou o período perinatal, como uma recaída ou com sequelas de outras entidades patológicas não diagnosticadas anteriormente. No entanto, a retinocoroidite congénita, que está frequentemente associada a lesões cicatriciais, pode surgir no meio de lesões recentes.

No que diz respeito aos doentes com a forma adquirida da doença, a infeção é geralmente subclínica ou assintomática. Neste último caso, cerca de dez a vinte por cento dos casos desenvolvem uma doença semelhante à gripe, caracterizada por mal-estar geral, calor no corpo e dores musculares. O exame físico pode revelar linfadenopatia, erupções cutâneas maculo-papulares que afectam todas as partes do corpo, exceto as palmas das mãos e as plantas dos pés[73] . A hepato-esplenomegalia também tende a ocorrer e alguns dos doentes, raramente, podem desenvolver polimiosite, pneumonite, miocardite, encefalite ou hepatite. Durante o exame oftalmológico, são detectadas múltiplas manchas brancas amareladas, semelhantes a algodão, com margens distintas, normalmente localizadas no pólo posterior (em pequenos grupos).

3.1 MANIFESTAÇÕES CLÍNICAS DA TOXOPLASMOSE EM INDIVÍDUOS IMUNOCOMPETENTES

O período de incubação habitual da toxoplasmose é geralmente de uma a três semanas, embora na maioria dos casos a fonte da infeção não possa ser imediatamente identificada. A maioria dos indivíduos imunocompetentes não sofre de uma doença percetível (toxoplasmose assintomática) e, de facto, a infeção aguda pode passar despercebida. Alguns doentes podem apresentar dor de garganta, suores noturnos, dores nas articulações, dores abdominais, febre e dores musculares e/ou mal-estar geral. A linfadenopatia cervical, mesentérica e/ou retroperitoneal indolor que pode estar associada a febre é a apresentação mais comum da toxoplasmose assintomática. Os gânglios linfáticos indolores estão normalmente confinados numa cadeia (geralmente gânglios linfáticos cervicais). Um número relativamente menor de pessoas apresenta linfadenopatia generalizada, com mialgia e mal-estar geral associados, que podem seguir-se a uma recaída e/ou remissão da doença que pode ter ocorrido durante várias semanas ou meses.

Por conseguinte, pode suspeitar-se de linfoma ou mononucleose infecciosa como diagnósticos diferenciais nesta fase da doença. Embora raramente, a erupção cutânea, a pericardite, a artralgia ou a coriorretinite aguda podem estar associadas à toxoplasmose pós-natal[52] . Alguns estudos de investigação sugeriram uma ligação entre a toxoplasmose e a hepatite, mas este facto continua a ser discutível[53] .

3.2 MANIFESTAÇÕES CLÍNICAS DA TOXOPLASMOSE EM INDIVÍDUOS IMUNOCOMPROMETIDOS

A toxoplasmose apresenta-se como uma das infecções oportunistas entre os indivíduos imunodeprimidos (nesta categoria estão aqueles cujas contagens de CD4 são inferiores a 100 células/microlitro de sangue). Entre as manifestações clínicas mais comuns em doentes com SIDA encontra-se o envolvimento do cérebro (onde são evidentes lesões cerebrais focais com ou sem lesões focais do SNC - sob a forma de encefalite toxoplásmica). A encefalite é, portanto, o envolvimento mais comum do SNC. A doença do SNC tende a ocorrer quando a contagem de CD4 é inferior a 200 e as pessoas em maior risco têm contagens de CD4 inferiores a 50 células/microlitro de sangue[110,111,112]. Os doentes que sofrem de toxoplasmose cerebral tendem a apresentar títulos mais elevados de anticorpos IgG anti-T.gondii do que os doentes com outras doenças[109].

A reativação secundária da infeção cerebral predomina e tende a estar associada a febre, dor de cabeça persistente, deterioração do estado mental acompanhada de outros sinais neurológicos focais. Estes sinais clínicos incluem convulsões, alteração do estado mental, fraqueza corporal, perturbações sensoriais e dos nervos cranianos, meningismo, perturbações do movimento, sinais cerebelares e manifestações clínicas neuro-psiquiátricas. Retinocoroidite que tende a seguir-se a uma infeção prolongada do sistema nervoso central e a uma doença pulmonar (por exemplo, tuberculose com os seus sintomas constitucionais de tosse e dificuldades respiratórias, entre outros). Os resultados das autópsias incluem provas de infecções disseminadas que envolvem o fígado, o coração, os pulmões e o sistema nervoso central[54,55]. O abcesso cerebral bacteriano, a meningite criptocócica e o linfoma estão entre os diagnósticos diferenciais do envolvimento cerebral da toxoplasmose.

Outras apresentações do VIH podem ser provocadas em doentes com toxoplasmose e co-infeção pelo VIH. Apresentam-se carateristicamente como uma doença de início sub-agudo. A maioria dos casos (58 - 89% dos casos num estudo anterior) apresenta perturbações neurológicas focais, mas uma proporção muito menor (15 - 25% dos casos num estudo) tem uma apresentação mais abrupta e pode ser caracterizada por hemorragia cerebral ou convulsões. A hemiparesia associada a anomalias da fala é uma apresentação inicial bastante comum.

Se o tronco cerebral estiver envolvido, os sintomas provocados incluem características de disfunção cerebral com alguma desorientação e alteração do estado mental, lesões dos nervos cranianos, letargia e podem deteriorar-se até ao coma. As características clínicas comuns também incluem uma encefalite toxoplásmica difusa aguda que pode tornar-se fatal, disfunção cerebral generalizada sem sinais focais, apesar da ausência de achados anormais na TC, que por vezes pode revelar atrofia cerebral. Podem também predominar sintomas neuropsiquiátricos (como psicose, psicose paranoide, ansiedade e agitação). As características clínicas menos comuns incluem distonia focal, parkinsonismo, tremores rubrais, pan-hipopituitarismo, hemicoreia e/ou hemibalismo, diabetes insípida ou síndroma de secreção inapropriada de hormona antidiurética (SIADH) podem tornar-se clinicamente predominantes.

Se a medula espinal estiver envolvida, o doente manifesta-se com dor local, perturbações sensoriais ou motoras de um ou vários membros, disfunções intestinais ou da bexiga ou ambas. Os doentes podem também apresentar características de um tumor da coluna vertebral (como sintomas de pressão). Também foram notificadas mielopatias (especialmente mielopatias torácicas e cervicais) e síndrome do cone medular.

O envolvimento pulmonar da toxoplasmose entre os doentes com SIDA com doença avançada (especialmente os que não tomam medicamentos anti-retrovirais adequados ou medicamentos profilácticos primários contra a toxoplasmose) manifesta-se com pneumonite (toxoplasmose pulmonar). Mais de metade (cerca de cinquenta e quatro por cento) dos doentes com pneumonite toxoplásmica desenvolvem toxoplasmose extra-pulmonar. A toxoplasmose pulmonar ocorre em doentes com SIDA avançada, associada a febre prolongada, tosse e dificuldades respiratórias. A sua contagem de CD4 pode ser extremamente baixa. A toxoplasmose pulmonar também tende a ter uma elevada taxa de mortalidade (cerca de trinta e cinco por cento), apesar do tratamento adequado. Embora a toxoplasmose pulmonar possa ser indistinguível clinicamente da *pneumonia por Pneumocystic carinii* (PCP), a confirmação da toxoplasmose pulmonar é feita através da demonstração de *T. gondii* no líquido de lavagem bronco-alveolar.

O envolvimento do sistema gastrointestinal pela toxoplasmose pode causar diarreia, dor abdominal e/ou ascite (devido a danos no peritoneu, no estômago ou no pâncreas) e insuficiência hepática aguda. Outras manifestações clínicas menos comuns da toxoplasmose em doentes com SIDA incluem: diabetes insípida e pan-hipopituitarismo, envolvimento de múltiplos órgãos (especialmente anomalias hemodinâmicas, como choque sético e insuficiência respiratória), síndrome de secreção inapropriada de hormona antidiurética (SIADH) e até orquite. Os doentes podem também apresentar envolvimento músculo-esquelético, parkinsonismo, distonia focal, tremores rubrais e hemicoreia - hemibalismo. Entre as manifestações clínicas menos comuns em doentes com toxoplasmose e SIDA encontra-se a toxoplasmose ocular (que se apresenta como retinocoroidite toxoplásmica).

A toxoplasmose aguda pode manifestar-se em hospedeiros humanos que não têm a síndrome da imunodeficiência humana (SIDA), mas que sofrem de outras doenças de imunodeficiência. Nestes doentes, a doença pode ser uma reativação ou pode ser adquirida recentemente. Cerca de metade (cinquenta por cento) destes doentes apresenta convulsões, défices dos nervos cranianos, dissequilíbrio, alteração do estado mental, cefaleias e défices neurológicos. Outros podem apresentar meningo-encefalite, encefalite ou lesões maciças e hemiparesia associada a convulsões. Também foram registados doentes com alterações visuais, enquanto outros podem desenvolver sintomas semelhantes aos da gripe, linfadenopatia, miocardite e pneumonite. Estes últimos podem apresentar características de infeção pulmonar, especialmente devido a *Pneumocystis carinii (Pneumocystis jiroveci)*, caracterizada por dificuldades respiratórias, febre, desconforto torácico e tosse não produtiva. Nos doentes afectados por toxoplasmose reactivada, os sintomas dependem normalmente do tecido ou órgão afetado pela doença.

3.3 TOXOPLASMOSE CONGÉNITA

A maioria dos doentes (cerca de sessenta e sete por cento num estudo anterior) com toxoplasmose congénita é assintomática. No entanto, enquanto entre quinze e cinquenta e cinco por cento das crianças com toxoplasmose congénita não apresentam anticorpos IgM específicos para o *T. gondii* detectáveis à nascença ou na primeira infância, aproximadamente quinze por cento e dez por cento dos doentes afectados apresentam as formas mais graves da doença (nomeadamente, retinocoroidite e calcificações intracranianas), respetivamente. Estas formas mais graves de toxoplasmose ocorrem quando a infeção materna ocorre precocemente durante a gravidez. A evidência laboratorial de toxoplasmose congénita pode ser detectada no líquido cefalorraquidiano (LCR), que se apresenta como pleocitose e valores elevados de proteínas, em cerca de vinte por cento dos doentes. Os recém-nascidos infectados podem manifestar-se com anemia, iterícia ou trombocitopenia à nascença, enquanto outros foram encontrados com microcefalia. Foi relatado que os sobreviventes infectados desenvolveram complicações como atraso mental, defeitos visuais, convulsões, perda de audição, espasticidade e/ou outras sequelas neurológicas graves. Verificou-se que a prevalência de perda auditiva neurossensorial chega a atingir os vinte e oito por cento entre as crianças que não recebem tratamento para a toxoplasmose[63].

É provável que o risco primário de toxoplasmose congénita esteja associado à presença de parasitas do toxoplasma no sangue materno (parasitemia materna) e à placentite subsequente. O maior risco de infeção fetal é a toxoplasmose materna que ocorre durante a gravidez, uma vez que a parasitemia materna se limita a uma duração inferior a vinte dias. Foram comunicados alguns casos de toxoplasmose congénita em que a mãe adquiriu a infeção muito antes da conceção; é provável que se trate de uma ocorrência rara, embora[60]. No entanto, a taxa de transmissão da toxoplasmose da mãe grávida para o feto (transmissão materno-fetal) aumenta com a idade gestacional a partir do momento da infeção materna. Se a mãe infetada não for tratada, o risco de infeção fetal é inferior a quinze por cento quando a mãe contrai a infeção durante o primeiro trimestre de gravidez. No entanto, mais de sessenta por cento das infecções maternas são contraídas durante o terceiro trimestre de gravidez. Por outro lado, o risco de sofrer danos fetais graves é mais elevado se a infeção atravessar a placenta durante o início da gravidez[59] .

A apresentação clínica e a incidência da toxoplasmose aguda na gravidez não diferem das da população em geral. Por conseguinte, a maioria das infecções por toxoplasmose passa despercebida, a não ser que se proceda a um rastreio sistemático. Quando a toxoplasmose congénita ocorre, as manifestações clínicas variam de subclínicas (em que a criança não é afetada) a lesões graves no bebé até à morte durante o período perinatal. A toxoplasmose congénita grave pode apresentar-se com atraso mental, hidrocefalia, retinocoroidite e/ou calcificação cerebral. Podem também apresentar-se com pneumonia, hepatite, miocardite, miosite e/ou erupção cutânea[58] . Felizmente, apenas cerca de dez por cento de todos os bebés que contraíram toxoplasmose congénita sofrem as formas graves da doença. Alguns estudos de investigação sugerem que algumas crianças com toxoplasmose congénita desenvolverão complicações oculares da toxoplasmose mais tarde na vida, independentemente do seu estado clínico à nascença[57] . A toxoplasmose congénita é geralmente bilateral, ao contrário da forma adquirida que é geralmente unilateral. O início, a duração e a intensidade podem variar consoante o parasita, os factores ambientais e o hospedeiro[73] .

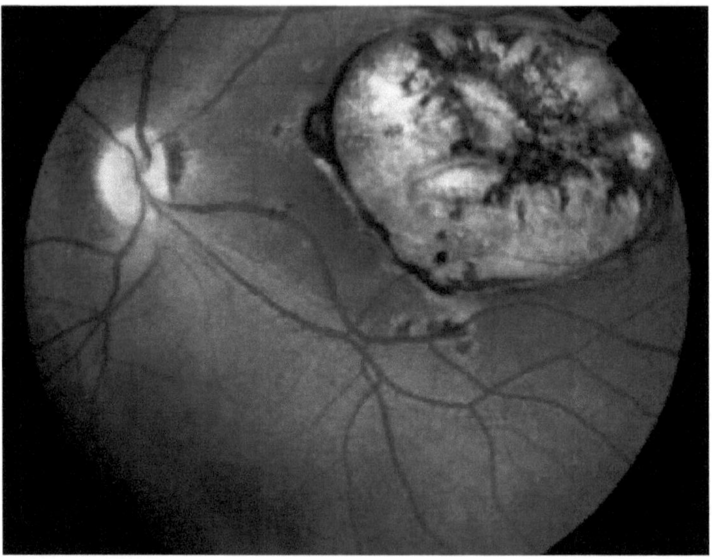

Figura 3.1: Cicatriz macular secundária a toxoplasmose congénita. A acuidade visual do doente era de 20/400. Imagem cedida por: emedicine. Medscape. Galeria de imagens.

3.4 TOXOPLASMOSE OCULAR

A toxoplasmose ocular é causada pela deposição de quistos na retina ou perto dela, que depois se tornam activos e produzem taquizoítos. A lesão caraterística é a retinite necrotizante focal. Também estão presentes cicatrizes retinianas devidas à reativação de lesões anteriores. As características clínicas associadas incluem dor ocular e diminuição da acuidade visual. Os adultos que adquiriram toxoplasmose na infância afectam geralmente ambos os olhos (ou seja, envolvimento ocular bilateral), ao contrário dos adultos com infeção aguda que geralmente apresentam um envolvimento ocular unilateral[64,65,66,67] . Pensa-se que a maioria dos casos de toxoplasmose ocular ocorre como resultado da reativação periódica da infeção por toxoplasmose que se estabeleceu durante o período pré-natal. No entanto, com base em alguns estudos de investigação sobre a toxoplasmose ocular, a maioria dos casos de toxoplasmose ocular está associada a infecções pós-natais e não a infecções congénitas por toxoplasmose[61] . A toxoplasmose ocular apresenta-se clinicamente como retinocoroidite toxoplásmica, que se manifesta por dor ocular e perda de acuidade visual[75] . O exame de fundo de olho pode demonstrar lesões necrotizantes que podem ser bilaterais ou multifocais. A inflamação vítrea subjacente, que está frequentemente presente, pode ser extensa. O envolvimento do nervo ótico tende a ocorrer em cerca de dez por cento dos casos. Os episódios inflamatórios agudos da infeção e a lesão progressiva da retina seguem a excitação do parasita. Embora as lesões da retina possam, em raras ocasiões, ocorrer à nascença, na maior parte dos casos surgem como sequelas tardias durante a segunda ou terceira décadas de vida. A localização da lesão na retina determina o grau de perturbação visual. Nos adultos, a toxoplasmose ocular aguda apresenta-se com visão turva de início súbito. Uma lesão retiniana indistinta pode ser vista através de uma névoa vítrea (conhecida como o sinal do "farol no nevoeiro"). O coloboma (defeito colobomatoso), a hemorragia intraocular, os defeitos dos vasos sanguíneos da retina, o retinoblastoma e o glioma fazem parte dos diagnósticos diferenciais da toxoplasmose ocular[62] . Os doentes que desenvolvem retinocoroidite (retinite necrotizante focal) apresentam uma mancha branca amarelada, elevada, em forma de "algodão", com margens distintas, sendo que as lesões tendem a ocorrer em pequenos grupos[74] . Os sintomas que acompanham a doença incluem perturbações da visão (de início gradual ou súbito, dependendo do local da infeção), escotoma, fotofobia, dor, visão turva, olho vermelho, moscas volantes e/ou metamorfopsias.

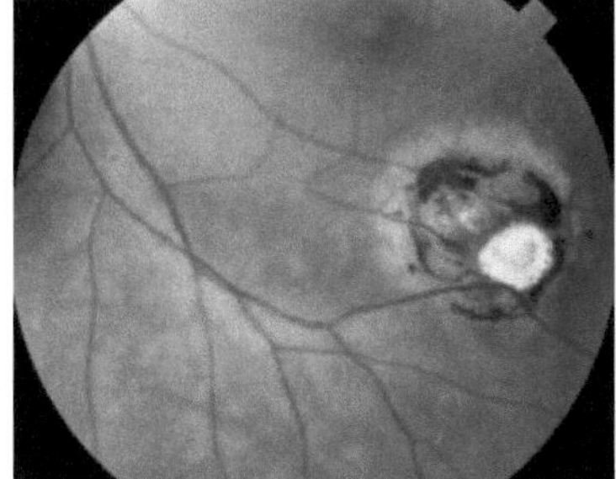
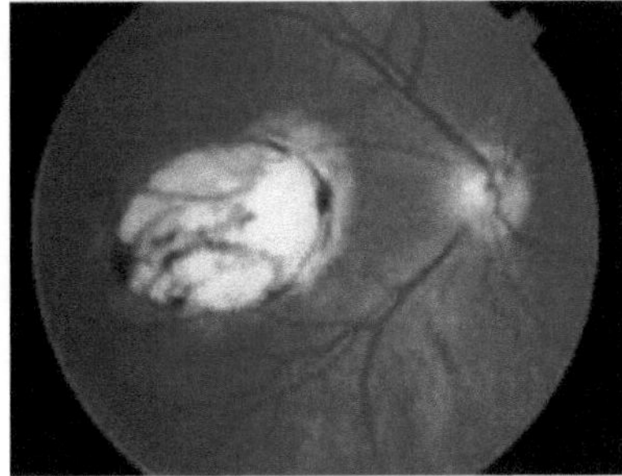

Figura 3.2: Cicatriz retinocoroidal inativa secundária a toxoplasmose. Se estiver presente uma lesão clínica ativa, a cicatrização ocorre sob a forma de uma cicatriz retinocoroidal. O quisto permanece frequentemente inativo dentro ou adjacente à cicatriz (*imagem da esquerda na Fig. 3.2*).Toxoplasmose oftálmica (*imagem da direita na Fig. 3.2*). Cortesia da imagem: Anton Drew, fotógrafo oftalmológico, Adelaide, Austrália do Sul. emedicine. Medscape. Galeria de Media.

3.4.1 COMPLICAÇÕES OFTALMOLÓGICAS DA TOXOPLASMOSE

As complicações decorrentes da toxoplasmose congénita grave incluem microftalmia, catarata, nistagmo, estrabismo e retinocoroidite. Esta última (retinocoroidite) é relativamente comum como manifestação clínica da toxoplasmose. A retinocoroidite pode causar cicatrizes retinianas permanentes ou perda de acuidade visual, dependendo da sua gravidade e/ou da sua localização. A cicatrização da retina em múltiplas áreas e a perda funcional podem ocorrer após episódios recorrentes (e bastante comuns) de retinocoroidite. A retinite necrosante é a lesão caraterística, que aparece como manchas branco-amareladas de "algodão" no fundo do olho durante os episódios agudos da doença. As lesões aparecem como "perfuradas" e pigmentadas quando quiescentes. Outra complicação que pode seguir-se à uveíte anterior, secundária à obstrução dos canais de saída pelas células inflamatórias, é o glaucoma secundário, que pode ou não ser reversível. O glaucoma crónico que não responde à terapêutica farmacológica pode ocorrer após a destruição da trabécula pela inflamação crónica e pelas sinéquias anteriores. A patogénese da membrana neovascular coroidal (NVC) pode ocorrer devido ao efeito do fator de crescimento endotelial vascular (VEGF), que é reconhecido como um interveniente molecular fundamental na patogénese da NVC. Na era atual da terapêutica anti-VEGF, os resultados extraordinários obtidos na terapêutica da NVC, secundária à degenerescência macular relacionada com a idade, têm sido aplicados ao tratamento de outras causas de NVC com aparentes bons resultados[71,72]. Outras complicações oculares são: oclusão das veias da retina, catarata, sinéquias posteriores, descolamento traccional da retina, perivasculite da retina, opacidades vítreas persistentes, membrana epiretiniana, edema macular cistoide e atrofia ótica.

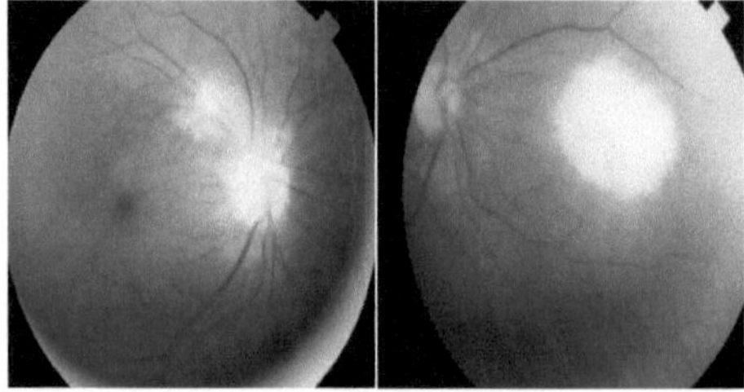

Figura 3.3: Papilite secundária a toxoplasmose, necessitando de terapêutica sistémica imediata (imagem da esquerda).Retinite macular aguda associada a toxoplasmose adquirida primária, necessitando de terapêutica sistémica imediata (imagem da direita). Cortesia da imagem: Anton Drew, fotógrafo oftalmológico, Adelaide, Austrália do Sul. emedicine. Medscape. Galeria de Media.

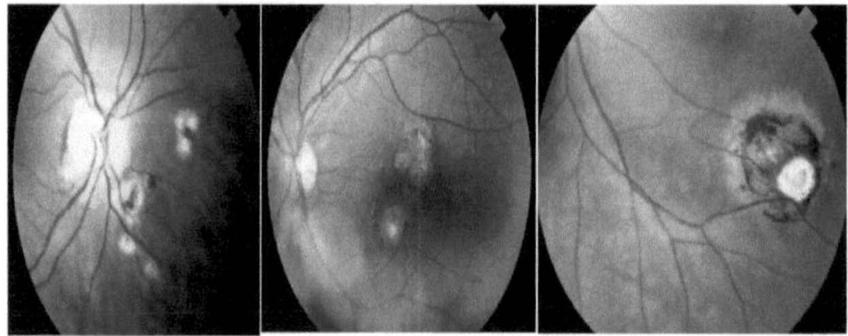

Figura 3.4: Cicatrizes peripapilares secundárias à toxoplasmose (imagem da *esquerda)*.Cicatrizes perimaculares secundárias à toxoplasmose (*imagem do meio*).Cicatriz retinocoroidal inativa secundária à toxoplasmose (*imagem da direita)*. Cortesia da imagem: Anton Drew, fotógrafo oftalmológico, Adelaide, Austrália do Sul. emedicine. Medscape. Galeria de Media.

CAPÍTULO QUATRO: DIAGNÓSTICOS DIFERENCIAIS E DIAGNÓSTICO DA TOXOPLASMOSE

4.1 DIAGNÓSTICO DIFERENCIAL DA TOXOPLASMOSE

Existe um número crescente de condições médicas que se assemelham à toxoplasmose (formando assim diagnósticos diferenciais da mesma)[76]. No que diz respeito à encefalite toxoplásmica, devem ser consideradas a encefalite, a vasculite e alguns tumores. As condições consideradas como diagnósticos diferenciais para as doenças médicas que apresentam lesões focais no SNC em doentes com SIDA incluem o linfoma do SNC (que se manifesta com múltiplas lesões de realce em quarenta por cento dos casos afectados). Outros diagnósticos diferenciais incluem: Mycobacterium tuberculosis (SNC, disseminada), sífilis, leucemia, linfoma, linfoma intraocular primário, sepsia bacteriana, abcesso cerebral, pneumonia por Pneumocystis carinii (PCP), Cryptococcus neoformans, Aspergillus spp, Sarcoidose, Endoftalmite fúngica, Tularémia, Toxocaríase, Infeção aguda pelo VIH, Citomegalovírus (retinite, doença da arranhadela do gato/febre, encefalite, ventriculite), Leucoencefalopatia multifocal progressiva, Necrose aguda da retina, Membrana epimacular, Corpo estranho intraocular, Glaucoma uveítico, Uveíte anterior (granulomatosa ou não granulomatosa), Uveíte heterocrómica de Fuchs, Manifestações oculares de (VIH, Sífilis), Pars planitis. Outros incluem: Herpes simples, Histoplasmose, Vírus Epstein-Barr (EBV), Mononucleose infecciosa (Mono), Lepra, Infeção por Listeria Monocytogenes (Listeriose), Linfoma linfoblástico, Cancro metastático com sítio primário desconhecido.

4.2 DIAGNÓSTICO DA TOXOPLASMOSE

O diagnóstico da toxoplasmose pode ser efectuado principalmente através de métodos que detectam diretamente os parasitas nos fluidos corporais, no sangue ou nos tecidos corporais. No entanto, alguns métodos indirectos podem também ser úteis para apoiar o diagnóstico da toxoplasmose. Os métodos de diagnóstico específicos da toxoplasmose são descritos de seguida.

As investigações de base úteis para o diagnóstico da toxoplasmose incluem contagens completas de células sanguíneas, bioquímica e testes de função hepática. Os resultados destas análises são normalmente normais, embora nalguns casos possa estar presente linfocitose.

Isolamento dos parasitas do sangue, fluidos corporais ou tecidos: O diagnóstico da toxoplasmose é efectuado através da demonstração de parasitas *T. gondii* no sangue, fluidos corporais ou tecidos. Os parasitas também podem ser isolados do sangue através da inoculação de linhas celulares humanas ou da inoculação em ratos. Esta última (inoculação em ratos) pode exigir um período de tempo mais longo para produzir resultados e é também suscetível de ser relativamente mais dispendiosa. O isolamento dos parasitas *T. gondii* do líquido amniótico também é possível e pode, portanto, ser útil no diagnóstico da toxoplasmose congénita (através da inoculação no rato).

Diagnóstico molecular e Reação em cadeia da polimerase (PCR): O diagnóstico da toxoplasmose também pode ser confirmado por técnicas de diagnóstico molecular, como a reação em cadeia da polimerase (PCR) convencional, a PCR aninhada e a PCR em tempo real para a deteção do ADN do *T gondii* em amostras clínicas. O protocolo original para a deteção molecular do *T gondii* utilizando a PCR convencional foi conseguido através da seleção do gene *B1*. Estudos de investigação também descreveram a deteção de *T gondii* com base na amplificação de fragmentos de ITS-1 e 18S rDNA; um método cuja sensibilidade foi considerada idêntica à obtida com a utilização do gene *B1*. De acordo com estudos recentes, o elemento repetitivo de 529 pb de comprimento demonstrou uma sensibilidade dez vezes superior à obtida com a utilização do gene *B1*. O método molecular mais frequentemente utilizado para a deteção de *T. gondii* para efeitos de diagnóstico da toxoplasmose é a PCR em tempo real. Outras amostras que podem ser utilizadas para métodos de diagnóstico molecular, especialmente a PCR, incluem testes de ensaio em vários fluidos corporais, nomeadamente: líquido amniótico, líquido cefalorraquidiano (LCR), líquido de lavagem bronco-alveolar e sangue. No entanto, o ensaio de PCR também é capaz de detetar o ácido desoxirribonucleico (ADN) do *T gondii em* amostras de humor vítreo ou aquoso em cerca de um terço dos doentes com toxoplasmose ocular, de acordo com algumas investigações[77,78] .

Os métodos de deteção indireta podem ser utilizados com êxito para o diagnóstico da toxoplasmose em mulheres grávidas e em doentes com supressão do sistema imunitário. Estes incluem: Deteção de imunoglobulina G, punção lombar, lavado bronco-alveolar, amniocentese e biópsias de linfonodos ou cérebro.

Deteção de imunoglobulina G: A deteção da imunoglobulina G (IgG) é possível nas duas semanas seguintes à infeção por toxoplasmose. Esta técnica de deteção utiliza o *teste ELISA (*Enzyme-linked Immunosorbent Assay)*, o teste de avidez da IgG* e os testes de *aglutinação* e de aglutinação diferencial, respetivamente. No entanto, os soros obtidos durante as fases aguda ou de convalescença da toxoplasmose não são úteis para a deteção da doença por métodos indirectos. Outros procedimentos em que se pode confiar para o diagnóstico da toxoplasmose incluem a punção lombar para obter líquido cefalorraquidiano (LP para LCR), que é indicada quando se detecta evidência de aumento da pressão intracraniana através de técnicas de imagiologia, biópsias de gânglios linfáticos ou do cérebro (em que podem ser demonstrados taquizoítos nos esfregaços de biópsia de tecidos ou no LCR, respetivamente). Para além destas evidências, podem também ser encontradas pleocitose mononuclear e níveis elevados de proteínas. Se houver suspeita de toxoplasmose congénita, pode ser realizada uma amniocentese para confirmar o diagnóstico, entre as vinte e as vinte e quatro semanas de gestação. O lavado bronco-alveolar também pode ser efectuado em conformidade.

A deteção de taquizoítos demonstra a existência de uma infeção aguda, ao passo que a demonstração de bradizoítos e quistos indica a presença de uma infeção latente ou crónica. No entanto, a demonstração de bradizoítos também pode indicar a presença de algumas infecções agudas ou a reativação da toxoplasmose. Embora a despistagem dos parasitas durante a gravidez possa não estar indicada[79] e o tratamento possa não ter sido clinicamente ou de outra forma justificado, o tratamento da toxoplasmose aguda na gravidez após um elevado índice de suspeição pode, doravante, ser considerado. No entanto, a suspeita de infeção congénita por toxoplasmose numa doente grávida deve ser confirmada e corretamente interpretada através da utilização de técnicas precisas (de preferência encontradas em laboratórios de referência) antes da administração do tratamento[79]. Os títulos de anticorpos não implicam necessariamente a presença de doença oftálmica suspeita ou confirmada. Uma vez que as concentrações de anticorpos anti-toxoplásmicos podem ser muito baixas, as amostras devem, se possível, ser testadas sem serem diluídas (ou seja, deve ser utilizado preferencialmente o rácio de diluição de 1:1). A ausência de anticorpos exclui, no entanto, a presença de toxoplasmose, embora ocorram resultados falso-negativos.

Para os doentes com supressão do sistema imunitário ou para aqueles cujo diagnóstico é difícil de obter, são normalmente indicadas técnicas de diagnóstico invasivas. Os fluidos oculares assim obtidos podem demonstrar a presença de anticorpos intra-oculares; por conseguinte, pode ser feito um diagnóstico de toxoplasmose ocular. Os ensaios de PCR também podem detetar a presença do organismo causador.

Teste de imunoglobulina: A técnica de seroconversão tem sido tradicionalmente utilizada para diagnosticar a toxoplasmose sistémica aguda. Os títulos de imunoglobulina G (IgG) *anti-Toxoplasma* mostram tipicamente um aumento de quatro vezes, cujos níveis máximos são observados seis a oito semanas após a infeção. No entanto, os títulos diminuem gradualmente ao longo dos dois anos seguintes, embora permaneçam detectáveis durante toda a vida. Embora a imunoglobulina IgM *anti-Toxoplasma* apareça durante a primeira semana da infeção, a sua concentração diminui durante os meses seguintes. Devido ao facto de a IgA anti-Toxoplasma poder permanecer detetável durante mais de um ano após a infeção aguda por toxoplasmose, o seu valor no diagnóstico da doença aguda é, por isso, limitado. É possível detetar a imunoglobulina IgG nas primeiras duas semanas de infeção aguda por toxoplasmose utilizando o ensaio de imunoabsorção enzimática (ELISA), a avidez da IgG e os testes de aglutinação e de aglutinação diferencial, respetivamente. Os resultados obtidos com a utilização de um ELISA IgM de duplo sanduíche são mais sensíveis e específicos do que os resultados de outros testes IgM. O ensaio de imuno-filtração ligado a enzimas (ELIFA) baseia-se na utilização de uma membrana microporosa de acetato de celulose num procedimento de co-imunoelectro-difusão. O método de diagnóstico ELIFA é preferível à deteção de IgM e/ou IgA do que à deteção por ensaio de imunocaptura[79] . A probabilidade de uma infeção passada por toxoplasmose pode também ser indicada pela imunoglobulina IgG, enquanto a imunoglobulina IgM (particularmente na ausência de IgG) indica geralmente a presença de toxoplasmose aguda. No entanto, foi demonstrado que a imunoglobulina IgM persiste durante meses ou anos em alguns doentes. No entanto, o diagnóstico de toxoplasmose pode ser excluído pela ausência de imunoglobulinas IgM e IgG, ao passo que a presença de imunoglobulina IgM isolada, que depois transita para IgG na ausência de IgM, ou a presença de IgG e IgM implica a presença provável de toxoplasmose aguda, apesar de qualquer presença significativa de imunoglobulina IgM falsa positiva. Existem vários testes de imunoglobulina IgG e IgM disponíveis no mercado, que variam substancialmente em termos das suas especificidades e sensibilidades. Um deles é o *teste Sabin - Feldman Dye Test*, que é um teste de neutralização sensível e específico para a toxoplasmose e é útil para medir principalmente os níveis de imunoglobulina IgG como teste de referência padrão para a deteção indireta da toxoplasmose. No entanto, uma vez que o teste de anticorpos IgG requer a presença do parasita *T. gondii* vivo, não é utilizado na maioria dos laboratórios, exceto nos laboratórios de referência que o utilizam como teste de confirmação, em que títulos elevados de IgG são sugestivos de toxoplasmose aguda[82] . *Teste de anticorpos fluorescentes indirectos*: é outro teste de anticorpos que é útil juntamente com o teste de Sabin - Fieldman. A prova de anticorpos fluorescentes IgM é utilizada para a deteção de anticorpos IgM que podem estar presentes na primeira semana de infeção, embora tendam a diminuir alguns meses após a infeção. Outro método de teste indireto é a *prova de hemaglutinação indireta*, que também é fácil de executar. No entanto, tem a desvantagem de não conseguir detetar as imunoglobulinas durante a fase aguda da toxoplasmose. A vantagem do teste é que os seus títulos não só são relativamente mais elevados, como têm tendência para se manterem assim durante um período de tempo relativamente longo. Outro teste indireto é o *teste de avidez IgG*, que pode ser melhor para diferenciar os doentes com toxoplasmose aguda dos doentes com toxoplasmose crónica do que a utilização de técnicas alternativas de ensaio de deteção de anticorpos IgM. Tal como acontece verdadeiramente com os testes de anticorpos IgM, o teste de avidez é igualmente mais útil quando efectuado durante as fases iniciais da gravidez. Foi confirmado que as imunoglobulinas IgG que são produzidas durante as fases iniciais da infeção por toxoplasmose são relativamente menos ávidas, tendo assim uma ligação mais fraca aos antigénios do parasita *T. gondii* do que as imunoglobulinas produzidas em fases posteriores da infeção. Uma avidez elevada dos anticorpos corresponde à presença de uma forma relativamente mais crónica da infeção por toxoplasmose e vice-versa. A avidez elevada de anticorpos é útil para determinar o prognóstico da toxoplasmose na gravidez, com base no momento relativo da infeção. No entanto, os títulos elevados de anticorpos detectáveis durante as fases tardias da gravidez não excluem o facto de poder ter ocorrido uma infeção aguda durante as fases iniciais da gravidez[81] .

4.2.3 ESTUDOS DE IMAGIOLOGIA

Os estudos imagiológicos que são úteis para a confirmação do diagnóstico de toxoplasmose incluem: Tomografia Computorizada (TC) da cabeça, Tomografia Computorizada de Fóton Único (SPECT), PET, radionuclídeos, técnicas de Ressonância Magnética (MRI) e Ultrassonografia.

4.2.3.1 Tomografia computorizada da cabeça:

No caso da encefalite toxoplásmica, podem ser observadas múltiplas lesões cerebrais bilaterais. Também podem ser observadas lesões solitárias, embora as lesões múltiplas sejam mais comuns em indivíduos afectados pela doença.

No que diz respeito aos doentes com toxoplasmose cerebral e SIDA, o exame à cabeça pode revelar múltiplas lesões com realce em anel na maioria (setenta a oitenta por cento) dos indivíduos afectados. Para os doentes com SIDA com IgG de Toxoplasma detetável e lesões múltiplas com realce anelar em exames de RM ou TC, o valor preditivo da encefalite toxoplásmica é de cerca de oitenta por cento. As lesões são carateristicamente hipodensas e tendem a ocorrer na junção córtico-medular, podendo frequentemente envolver os gânglios basais. O achado de uma lesão hipodensa que aumenta de tamanho e que não se realça durante a tomografia computorizada é um sinal de mau prognóstico. No entanto, as imagens de TAC tendem a subestimar o número de lesões reais no cérebro. A obtenção tardia de imagens após uma dose dupla de material de contraste intravenoso (IV) pode melhorar a sensibilidade deste método.

4.2.3.2 Tomografia computorizada de fotão único (SPECT)

A fim de permitir a distinção entre qualquer infeção (incluindo a toxoplasmose) e o linfoma do SNC, a tomografia computorizada de fotão único (SPECT) é útil para este fim.

4.2.3.3 Imagiologia de Ressonância Magnética (MRI)

Este método de imagem (RMN) é superior ao método de TAC para o diagnóstico da encefalite toxoplásmica, no que diz respeito à sensibilidade do teste (especialmente se for utilizado gadolínio como meio de contraste). A RMN demonstra frequentemente e com precisão lesões únicas ou múltiplas ou a presença de uma encefalite toxoplásmica mais extensa que não foi claramente demonstrada pela utilização da TAC. As lesões únicas são mais indicativas de linfoma como diagnóstico diferencial do que de encefalite toxoplásmica. Um estudo de investigação anterior concluiu que a RM detectou anomalias em mais quarenta por cento dos doentes do que as detectadas pela TC[84] . Através da tomografia computorizada ou da ressonância magnética, as lesões da encefalite toxoplásmica são vistas como anomalias de sinal elevado em estudos ponderados em T2 e têm uma orla de realce que rodeia as partes edematosas em imagens ponderadas em T1 com contraste.

É de salientar que as lesões imagiológicas demonstradas através da tomografia computorizada ou da ressonância magnética não são patognomónicas da encefalite toxoplásmica. Por conseguinte, devem ser utilizadas apenas como procedimentos iniciais enquanto se procuram outros métodos de diagnóstico. Por conseguinte, devem ser utilizados outros métodos de diagnóstico (de preferência uma biopsia cerebral) para confirmar o diagnóstico.

A tomografia computorizada deve ser repetida a intervalos convenientes durante o tratamento, para monitorizar a melhoria das lesões com a terapêutica. Estas melhorias são notáveis logo a partir das duas semanas de tratamento, mas a resolução completa pode ocorrer após cerca de seis semanas a seis meses de tratamento. No entanto, a resposta clínica é mais fiável do que as alterações radiológicas.

4.2.3.4 Ultrassonografia (Ultrassom)

A ecografia pode detetar a toxoplasmose congénita logo a partir das vinte a vinte e quatro semanas de gestação. Em caso de infeção transplacentária aguda suspeita ou conhecida ou de toxoplasmose materna, o diagnóstico pode ser feito através de uma ecografia realizada durante o período fetal ou neonatal. Os casos identificados positivamente mostrarão áreas de calcificação devido ao envolvimento do SNC (particularmente se nos gânglios basais) ou evidência de ventriculomegalia. Qualquer história que aponte para uma provável infeção por "TORCHes" (acrónimo de **Toxoplasmose**, Rubéola, Citomegalovírus, Herpes zoster e Sífilis) durante a gravidez deve ser uma indicação para a realização de uma TAC em casos suspeitos de infeção fetal ou cujos achados ecográficos sejam também sugestivos[83] .

4.2.4 ESTUDOS HISTOLÓGICOS

Embora os dados histológicos sobre a toxoplasmose tenham sido normalmente obtidos a partir de estudos de autópsia (normalmente realizados em indivíduos imunocomprometidos e em bebés que morreram de infecções graves), as amostras de doentes vivos que são utilizadas para estudos histológicos são normalmente obtidas a partir de gânglios linfáticos. Os achados podem incluir evidência de múltiplos abcessos cerebrais nos núcleos cinzentos profundos e no córtex cerebral, mas menos frequentemente observados no cerebelo, no tronco cerebral ou, muito raramente, na medula espinal.

De seguida, são apresentadas algumas das imagens histológicas típicas encontradas durante os estudos histológicos.

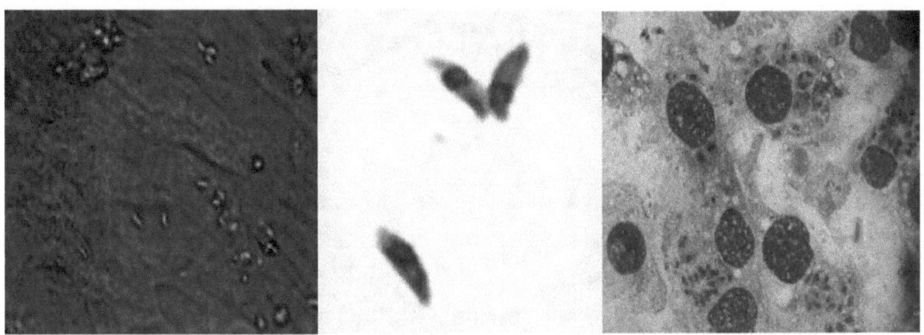

Figura 4.1: Taquizoítos de *Toxoplasma gondii* em linha celular (*imagem da esquerda*); aspeto após coloração com Giemsa (*imagem do meio*), em monocamadas infectadas de células HeLa após coloração com Giemsa (*imagem da direita*).Imagem cortesia: emedicine. Medscape.Galeria de Media.

CAPÍTULO CINCO: TRATAMENTO E CONTROLO DA TOXOPLASMOSE

O tratamento da toxoplasmose não é necessário para pessoas assintomáticas, mas as crianças com idade igual ou inferior a cinco anos devem ser consideradas para tratamento em conformidade. No entanto, os doentes sintomáticos também devem ser tratados até desenvolverem uma imunidade adequada para vencer a doença.

O tratamento ambulatório é adequado para os doentes imunocompetentes com toxoplasmose ocular, ao contrário dos indivíduos imunodeprimidos com toxoplasmose aguda e dos que apresentam lesões no SNC, que merecem cuidados hospitalares.

Para os doentes com co-infeção por toxoplasmose e SIDA que tenham uma contagem baixa de CD4 (<100 células/µL de sangue), deve ser iniciada e continuada uma terapêutica supressora da toxoplasmose até se conseguir uma reconstituição imunitária adequada.

5.1 INVESTIGAÇÕES, CONSULTAS DE GESTÃO ESPECIALIZADA E ACOMPANHAMENTO (PARA DOENTES GRAVES):

Depois de terem sido efectuados os exames adequados e de o diagnóstico ter sido feito ou ser altamente suspeito, os doentes considerados gravemente doentes requerem uma atenção e um acompanhamento especializados adequados. É provável que os especialistas relevantes (para além de um especialista em doenças infecciosas) incluam: um parasitologista, um oftalmologista, um pediatra, um ginecologista, um radiologista e/ou um neurologista. No caso de doentes com imunossupressão, o envolvimento de vários órgãos (especialmente o SNC) deve exigir a análise dos órgãos ou sistemas afectados.

As investigações relevantes já discutidas na secção anterior terão de ser efectuadas antes de se instituir o tratamento e a gestão. A imagiologia do SNC deve ser especialmente considerada para qualquer doente imunodeprimido que apresente uma nova perturbação neurológica (como uma anomalia dos nervos cranianos, um estado mental alterado e/ou uma cefaleia grave).

O acompanhamento deve ser efectuado de duas em duas semanas até à estabilização do doente e depois reduzido para mensal durante o curso do tratamento. O hemograma completo deve ser efectuado semanalmente durante as primeiras quatro semanas e, posteriormente, de quinze em quinze dias. As provas de função hepática e as provas de função renal devem ser realizadas mensalmente, enquanto os bebés com toxoplasmose congénita confirmada devem ser seguidos para verificar se há marcos de desenvolvimento atrasados e devem também ser seguidos por especialistas em oftalmologia.

5.2 TRATAMENTO DE SUPORTE DA TOXOPLASMOSE

Deve ser oferecido ao doente um tratamento de apoio adequado, conforme desejado. No caso de uma situação que exija atenção de emergência, esta deve incluir a avaliação das vias respiratórias, da respiração e da circulação e o tratamento adequado em conformidade. Sempre que necessário, devem ser administrados fluidos intravenosos, analgésicos para a dor e/ou antipiréticos para controlar a febre. Devem ser propostas outras formas de tratamento sintomático em conformidade. Estas devem incluir antibióticos/antimicrobianos de largo espetro para super-infecções bacterianas suspeitas mas ainda não confirmadas. Estes podem ser alterados para medicamentos mais adequados após a realização de testes específicos (como testes de cultura e de sensibilidade) e/ou a confirmação do diagnóstico. Deve(m) ser solicitada(s) a opinião de um especialista relevante sempre que necessário.

5.3 TRATAMENTO ESPECÍFICO DA TOXOPLASMOSE

Os medicamentos atualmente disponíveis para o tratamento da toxoplasmose são eficazes contra os taquizoítos, mas não são eficazes na erradicação das formas encistadas (ou seja, bradizoítos).

A pirimetamina é o medicamento mais eficaz e é normalmente incluída em várias combinações de medicamentos para o tratamento da toxoplasmose. **O ácido folínico (Leucovorin)** é administrado concomitantemente com a pirimetamina para evitar a supressão da medula óssea. Outros medicamentos que podem ser adicionados à combinação incluem: **Sulfadiazina** ou **Clindamicina**[86,89,93] . Embora a sua eficácia não seja clara, outros medicamentos úteis que podem ser adicionados incluem: **Azitromicina, Claritromicina, Dapsona, Atovaquona e Cotrimoxazol.** Por conseguinte, estes medicamentos podem ser utilizados apenas como alternativas em combinação com a pirimetamina.

A pirimetamina mais a **sulfadiazina** ou **as trissulfapirimidinas** (como a sulfamerazina, a sulfametazina e a sulfapirazina) são as combinações terapêuticas mais eficazes e disponíveis que se sabe funcionarem sinergicamente contra as formas taquizoítas do parasita. Um estudo *in vitro* demonstrou que a ivermectina é significativamente eficaz na inibição da replicação de taquizoítos da estirpe RH do parasita[85] .

A pirimetamina pode também ser combinada com outros antipalúdicos (por exemplo, sulfonamidas, quinino) e também com alguns antibióticos. As dosagens variam consoante o estado imunitário e o estado de gravidez nas mulheres.

Um estudo de investigação demonstrou um aumento da sobrevivência dos ratos quando se utiliza uma combinação de **agentes imunomoduladores, Levamisole** e **Equinácea** e **Pirimetamina** juntamente com **Sulfadiazina**[92] .

5.3.1 TRATAMENTO DE DOENTES NÃO GRÁVIDAS COM TOXOPLASMOSE

Normalmente, as doentes não grávidas e imunocompetentes não necessitam de qualquer tratamento.

No entanto, as doentes não grávidas podem receber um regime de seis semanas, tal como descrito a seguir:

(i) **Pirimetamina (dose de carga de 100 mg por via oral seguida de 25-50 mg/dia) mais sulfadiazina (2-4 g/dia dividida 4 vezes por dia) OU**

(ii) **Pirimetamina (dose de carga de 100 mg por via oral seguida de 25-50 mg/dia) mais clindamicina (300 mg por via oral 4 vezes por dia) OU**

(iii) **Trimetoprim (10 mg/kg/dia) sulfametoxazol (50 mg/kg/dia) durante 4 semanas**

N. B:

O ácido folínico (leucovorina) (10-25 mg/dia) deve ser administrado a todos os doentes para evitar a toxicidade hematológica da pirimetamina.

A sulfadiazina ou a clindamicina podem ser substituídas por azitromicina 500 mg por dia ou atovaquona 750 mg duas vezes por dia em doentes imunocompetentes ou em doentes com história de alergia aos primeiros medicamentos.

Considerar esteróides em doentes com desvio radiológico da linha média, deterioração clínica após 48 horas ou pressão intracraniana elevada.

A utilização da terapêutica antimicrobiana padrão da toxoplasmose que ocorre durante a gravidez é desaconselhada devido ao facto de o diagnóstico da toxoplasmose aguda ser frequentemente difícil de efetuar. Além disso, o debate sobre se o tratamento da toxoplasmose na gravidez compensa o risco de ocorrência de anomalias fetais de desenvolvimento (como retinocoroidite ou anomalias do SNC) ainda não foi resolvido.

A escolha do protocolo de tratamento ideal para as infecções adquiridas por via materna também continua a ser controversa. Embora a espiramicina e a pirimetamina-sulfonamida sejam atualmente utilizadas para este fim, a dificuldade de medir os efeitos do tratamento, juntamente com a ocorrência de infecções fetais pouco frequentes e a natureza assintomática da infeção fetal mortal continuam a ser motivo de grande preocupação. No entanto, o esquema de dosagem para pacientes grávidas é o seguinte:

Espiramicina 1 g por via oral de 8 em 8 horas

Se o resultado do teste do líquido amniótico para *T. gondii* for positivo: **3 semanas de pirimetamina (50 mg/dia por via oral) e sulfadiazina (3 g/dia por via oral em 2-3 doses divididas) alternando com um curso de 3 semanas de espiramicina 1 g 3 vezes por dia para tratamento materno** OU

Pirimetamina (25 mg/dia por via oral) e sulfadiazina (4 g/dia por via oral) divididos 2 ou 4 vezes por dia até ao parto (este agente pode estar associado a supressão da medula óssea e pancitopenia) E

Leucovorin 10-25 mg/dia por via oral para evitar a supressão da medula óssea.

Os doentes com SIDA são tratados **inicialmente** com **pirimetamina 200 mg por via oral, seguida de 50-75 mg/dia por via oral, mais ácido folínico 10 mg/dia por via oral e sulfadiazina 4-8 g/dia por via oral durante 6 semanas, seguida de terapêutica supressiva para toda a vida ou até à reconstituição imunitária.**

A terapia supressiva para doentes com SIDA (contagem de CD4 < 100 células/µL) é pirimetamina 50mg/dia por via oral mais sulfadiazina 1-1,5 g/dia por via oral mais ácido folínico 10 mg/dia por via oral para toda a vida ou até à reconstituição imunitária.

Os doentes com SIDA, toxoplasmose do SNC e evidência de desvio da linha média ou aumento da pressão intracraniana também podem beneficiar da terapêutica com esteróides.

O diagnóstico da toxoplasmose na ausência de provas definitivas em tecidos ou culturas pode ser perigoso, uma vez que a serologia pode induzir em erro e um resultado IgM falso-positivo é algo comum. Por conseguinte, deve ser evitada a terapêutica empírica.

5.3.4 TRATAMENTO DE DOENTES COM TOXOPLASMOSE E RETINITE

A presença de retinite como foco de infeção nem sempre é uma indicação para o seu tratamento, uma vez que as lesões periféricas geralmente cicatrizam espontaneamente e podem, por conseguinte, exigir apenas um tratamento conservador.

Por outro lado, as lesões na arcada vascular, as lesões junto ao disco ótico (papilite de Jensen), as lesões no feixe papilomacular ou as lesões de grandes dimensões (independentemente da sua localização) devem ser tratadas prontamente. O tratamento agressivo é também vital para os doentes diagnosticados com vitreíte grave e debilitante.

Durante um ensaio prospetivo que chegou a ser realizado, o tratamento com vários regimes não conseguiu encurtar a duração da atividade inflamatória ou evitar a recorrência da toxoplasmose com infeção. Para além disso, o tratamento reduziu o tamanho da cicatriz retinocoroidal final.

Também se verificou que os peritos divergem quanto ao tratamento inicial preferido da toxoplasmose com retinite. Foi referido que um terço dos inquiridos preferia a terapêutica tripla (ou seja, pirimetamina, sulfadiazina, prednisona) e um pouco mais de um quarto dos inquiridos preferia a terapêutica quádrupla (ou seja, pirimetamina, sulfadiazina, clindamicina, prednisona).

Um estudo concluiu que o trimetoprim-sulfametoxazol é tão eficaz como a pirimetamina e a sulfadiazina, mas com um perfil de segurança significativamente melhorado, enquanto a profilaxia intermitente com trimetoprim-sulfametoxazol durante um ano é capaz de prevenir recorrências da toxoplasmose ocular[87] .

5.4 TRATAMENTO PREVENTIVO DA TOXOPLASMOSE

Devem ser instituídas medidas de prevenção adequadas o mais cedo possível. A educação para a saúde das pessoas expostas aos factores de risco da toxoplasmose deve ser ministrada em conformidade, de modo a minimizar o risco de exposição à doença. Isto é especialmente importante na prevenção da infeção entre as mulheres grávidas e os doentes imunodeprimidos. Devem ser tomadas precauções para evitar comer carne crua, ovos não cozinhados, mexilhões, amêijoas e tomar leite não pasteurizado, entre outras medidas. A lavagem das mãos depois de tocar em carne crua ou suspeita, a utilização de luvas na jardinagem ou no manuseamento do solo e a lavagem das mãos depois disso, bem como a lavagem de legumes e frutos, também devem ser feitas regularmente. Devem ser feitos esforços para evitar o contacto com fezes de gato por todas as pessoas (uma vez que as mulheres grávidas e as pessoas imunocomprometidas têm mais ou menos o mesmo risco que as pessoas não expostas a gatos, de acordo com um estudo anterior)[88] . No entanto, existe um risco acrescido de toxoplasmose entre as pessoas que visitam frequentemente áreas com uma endemicidade relativamente mais elevada de toxoplasmose (por exemplo, Europa Ocidental e América do Sul, entre outras). É necessário evitar, sempre que possível, a transfusão de sangue ou de produtos sanguíneos de dadores seropositivos e/ou imunocomprometidos. Sempre que possível, devem ser evitados os transplantes de órgãos de dadores seropositivos ou suspeitos de o serem. Os trabalhadores de laboratório que manuseiam tecidos potencialmente infectados devem tomar as precauções adequadas para evitar a ingestão acidental de oocistos esporulados de *Toxoplasma gondii* provenientes de gatos (ou de outras espécies animais felinas) ou através do contacto da mucosa ou da pele com tecidos ou culturas animais que tenham sido contaminados com taquizoítos ou bradizoítos.

Infelizmente, não existem vacinas eficazes e seguras para uso humano contra a toxoplasmose. A única vacina disponível (Toxovax) destina-se a ser utilizada na vacinação de ovelhas para ajudar a controlar a infeção congénita nas mesmas. O Toxovax contém uma estirpe viva atenuada S48 da vacina que diminui a taxa de aborto mas não erradica completamente os parasitas nas ovelhas. A vacina não só é dispendiosa como pode ter efeitos adversos perigosamente nocivos (pelo que a vacina é demasiado insegura para ser utilizada em seres humanos)[90,91] .

REFERÊNCIAS

1. Nicolle, C., Manceaux, L. Sur une infection ã corps de Leishman (o ǔ organisme voisins) du gondii. *CR Acad Sci* 1908; 147.

2. Janků J. Pathogensa a pathologikã anatomie tak nazvan ȅ ho vrozenȅ ho kolobomu zlutȇ skurny v oku normalne velikem a mikrophthalmickem s nalezem parazitu v sĩ tnici. *Cas Lȇ k Ces* 1923; 62: 1021-1027.

3. Wolf, A & Cowen, D. Granulomatous encephalomyelitis due to an encephalitozoan (encephalitozoic encephalomyelitis): new protozoan disease of man. Bull Neurol Inst NY 1937; 6:306-371.

4. Pinkerton, H. & Weinman, D. Toxoplasma infection in man. Arch Pathol 1940; 30: 374-392.

5. Sabin, A.B. & Feldman, H.A. Corantes como indicadores microquímicos de um novo fenómeno de imunidade que afecta um parasita protozoário. *Ciência* 1948; 108.

6. Montoya, J,C. & Liesenfeld, O. Toxoplasmose. Lancet 2004; 363:1965-1976.

7. Cook, A.I; Gilbert R.E; Buffolano, W, et al. Fontes de infeção por toxoplasma em mulheres grávidas: European multicentre case-control study. BMJ 2000, 321: 142-147.

8. Holliman, Richard E. Toxoplasmose. Capítulo 78 In: Manson's Tropical Diseases. Gordon. C. Cook & Alimuddin.I Zumla (Eds). 22nd Edition. Saunders. Elsevier; 2009 (Reimpressão).

9. Suzuki, Y., Orellana, M.A., Schreiber, R.D, et al. Interferon gamma, o principal mediador da resistência contra Toxoplasma gondii. Science 1988; 240: 516-518.

10. Joiner, K. Cell attachment and entry by Toxoplasma gondii, *Behring Inst Mitt* 1991; 88; 20-26.

11. Eapen, M., Mathyew, C.F. & Aravindan, K.P. Evidence-based criteria for the histopathological diagnosis of toxoplasmic lymphadenopathy. *J Clin Pathol* 2005: 58: 1143-1146.

12. Falangola, M.F., Reichler, B.D & Petito, C.K. Histopatologia da toxoplasmose cerebral na infeção pelo vírus da imunodeficiência humana: uma comparação entre pacientes com síndrome da imunodeficiência adquirida de início precoce e de início tardio. Hum Pathol 1994; 25: 1091-1097.

13. Frenkel, J.K. Toxoplasma: mecanismos de infeção, diagnóstico laboratorial e tratamento. *Curr Top Pathol* 1971; 54: 27-75.

14. Roberts, F., Mets, M.B., Fergusson, D.J, et al. Características histopatológicas da toxoplasmose ocular no feto e no bebé. *Arch Ophthalmol* 2001: 119: 51-58.

15. Elliot, W.G. Toxoplasmose placentária: relato de um caso. Am J Clin Pathol 1970; 53: 413-417.

16. Jones JL, Kruszon-Moran D, Sanders-Lewis K, Wilson M. Toxoplasma gondii infection in the United States, 1999 2004, decline from the previous decade. *Am J Trop Med Hyg.* 2007 Sep. 77(3):405-10.

17. [Kaplan JE, Benson C, Holmes KH, Brooks JT, Pau A, Masur H. Guidelines for prevention and treatment of opportunistic infections in HIV-infected adults and adolescents: recommendations from CDC, the National Institutes of Health, and the HIV Medicine Association of the Infectious Diseases Society of America. *MMWR Recomm Rep.* 2009 Abr 10. 58:1-207; questionário CE1-4.

18. Rico-Torres CP, Figueroa-Damián R, López-Candiani C, Macías-Avilés HA, Cedillo-Peláez C, Cañedo-Solares I, et al. Diagnóstico molecular e genotipagem de casos de toxoplasmose perinatal no México. *Pediatr Infect Dis J.* 2011 Dec 14.

19. Smith RE, Ganley JP. Estudo oftalmológico de uma comunidade. 1. Anomalias do fundo ocular. *Am J Ophthalmol.* 1972 Dec. 74(6):1126-30.

20. Conrad PA, Miller MA, Kreuder C, James ER, Mazet J, Dabritz H, Jessup DA, Gulland F, Grigg ME. (2005).Transmission of Toxoplasma: clues from the study of sea otters as sentinels of Toxoplasma gondii flow into the marine environment. Int J Parasitol. 2005 Oct;35(11-12):1155-68. doi: 10.1016/j.ijpara.2005.07.002. PMID: 16157341 Revisão.

21. Desmonts G, Couvreur J. Toxoplasmose congénita. Um estudo prospetivo de 378 gravidezes. *N Engl J Med.* 1974 May 16. 290(20):1110-6.

22. Holland GN, Crespi CM, ten Dam-van Loon N, Charonis AC, Yu F, Bosch-Driessen LH, et al. Análise dos padrões de recorrência associados à retinocoroidite toxoplásmica. *Am J Ophthalmol.* 2008 Jun. 145(6):1007-1013.

23. de-la-Torre A, López-Castillo CA, Gómez-Marín JE. Incidência e características clínicas numa coorte colombiana de toxoplasmose ocular. *Eye (Lond).* 2009 May. 23(5):1090-3.

24. McCannel CA, Holland GN, Helm CJ, Cornell PJ, Winston JV, Rimmer TG. Causas de uveíte na prática geral de oftalmologia. Grupo de Estudo da Uveíte na Comunidade da UCLA. *Am J Ophthalmol.* 1996 Jan. 121(1):35-46.

25. Gómez-Marín JE, de-la-Torre A, Barrios P, Cardona N, Alvarez C, Herrera C. Toxoplasmose em militares envolvidos em operações na selva. *Ata Trop.* 2011 Dec 9.

26. Glasner PD, Silveira C, Kruszon-Moran D, Martins MC, Burnier Júnior M, Silveira S, et al. An unusually high prevalence of ocular toxoplasmosis in southern Brazil. *Am J Ophthalmol.* 1992 Aug 15. 114(2):136-44.

27. Remington JS. Toxoplasmose no adulto. *Bull N Y Acad Med.* 1974 Feb. 50(2):211-27.

28. Martin AM, Liu T, Lynn BC, Sinai AP. The Toxoplasma gondii parasitophorous vacuole membrane: transactions across the border. *J Eukaryot Microbiol.* 2007 Jan-Fev. 54(1):25-8.

29. Freeman K, Tan HK, Prusa A, Petersen E, Buffolano W, Malm G, et al. Preditores de retinocoroidite em crianças com toxoplasmose congénita: European, prospective cohort study. *Pediatrics*. 2008 May. 121(5):e1215-22.

30. Phan L, Kasza K, Jalbrzikowski J, Noble AG, Latkany P, Kuo A, et al. Estudo longitudinal de novas lesões oculares em crianças com toxoplasmose que não foram tratadas durante o primeiro ano de vida. *Am J Ophthalmol*. 2008 Sep. 146(3):375-384.

31. Latkany P. Ocular Disease Due to Toxoplasma gondii. Weiss LM, Kim K, eds. *Toxoplasma gondii the Model Apicomplexan: Perspectives and Methods*. Londres, Reino Unido: Academic Press; 2007. 101-31.

32. Yamamoto JH, Vallochi AL, Silveira C, Filho JK, Nussenblatt RB, Cunha-Neto E, et al. Discriminação entre pacientes com toxoplasmose adquirida e toxoplasmose congénita com base na resposta imunitária a antigénios do parasita. *J Infect Dis*. 2000 Jun. 181(6):2018-22.

33. Cordeiro CA, Moreira PR, Costa GC, Dutra WO, Campos WR, Oréfice F, et al. Polimorfismo do gene TNF-alfa (-308G/A) e retinocoroidite toxoplásmica. *Br J Ophthalmol*. 2008 Jul. 92(7):986-8.

34. Nagineni CN, Detrick B, Hooks JJ. Toxoplasma gondii infection induces gene expression and secretion of interleukin 1 (IL-1), IL-6, granulocyte-macrophage colony-stimulating fator, and intercellular adhesion molecule 1 by human retinal pigment epithelial cells. *Infect Immun*. 2000 Jan. 68(1):407-10.

35. Cordeiro CA, Moreira PR, Andrade MS, Dutra WO, Campos WR, Oréfice F, et al. Polimorfismo do gene da interleucina-10 (-1082G/A) está associado à retinocoroidite toxoplásmica. *Invest Ophthalmol Vis Sci*. 2008 May. 49(5):1979-82.

36. Cordeiro CA, Moreira PR, Costa GC, Dutra WO, Campos WR, Oréfice F, et al. Polimorfismos do gene da interleucina-1 e retinocoroidite toxoplásmica. *Mol Vis*. 2008. 14:1845-9.

37. Villard O, Filisetti D, Roch-Deries F, Garweg J, Flament J, Candolfi E. Comparação entre o ensaio de imunoabsorção enzimática, o immunoblotting e a PCR para o diagnóstico da coriorretinite toxoplásmica. *J Clin Microbiol*. 2003 Aug. 41(8):3537-41.

38. Thiébaut R, Leproust S, Chêne G, Gilbert R. Effectiveness of prenatal treatment for congenital toxoplasmosis: a meta-analysis of individual patients' data. *Lancet*. 2007 Jan 13. 369(9556):115-22.

39. Gras L, Wallon M, Pollak A, Cortina-Borja M, Evengard B, Hayde M, et al. Associação entre o tratamento pré-natal e as manifestações clínicas da toxoplasmose congénita na infância: um estudo de coorte em 13 centros europeus. *Ata Paediatr*. 2005 Dec. 94(12):1721-31.

40. Montoya JG, Remington JS. Toxoplasmic chorioretinitis in the setting of acute acquired toxoplasmosis. *Clin Infect Dis*. 1996 Aug. 23(2):277-82.

41. Lindsay DS, Dubey JP. Toxoplasma gondii: a mudança de paradigma da toxoplasmose congénita. *Parasitology*. 2011 Sep 9. 1-3.

42. Barry MA, Weatherhead JE, Hotez PJ, Woc-Colburn L. Infecções parasitárias na infância endémicas nos Estados Unidos. *Pediatr Clin North Am*. 2013 Abr. 60(2):471-85.

43. Yolken RH, Dickerson FB, Fuller Torrey E. Toxoplasma and schizophrenia. *Parasite Immunol*. 2009 Nov. 31(11):706-15.

44. Porter SB, Sande MA. Toxoplasmose do sistema nervoso central na síndrome da imunodeficiência adquirida. *N Engl J Med*. 1992 Dec 3. 327(23):1643-8.

45. Henriquez SA, Brett R, Alexander J, Pratt J, Roberts CW. Doença neuropsiquiátrica e infeção por Toxoplasma gondii. *Neuroimmunomodulation*. 2009. 16(2):122-33.

46. Kusbeci OY, Miman O, Yaman M, Aktepe OC, Yazar S. Poderá o Toxoplasma gondii ter algum papel na doença de Alzheimer? *Alzheimer Dis Disord Assoc Disord*. 2011 Jan-Mar. 25(1):1-3.

47. Flegr J. Influência da infeção latente por Toxoplasma na personalidade, fisiologia e morfologia humanas: prós e contras do modelo Toxoplasma-humano no estudo da hipótese da manipulação. *J Exp Biol*. 2013 Jan 1. 216:127-33.

48. Miman O, Kusbeci OY, Aktepe OC, Cetinkaya Z. A provável relação entre Toxoplasma gondii e a doença de Parkinson. *Neurosci Lett*. 2010 May 21. 475(3):129-31.

49. Torok E, Moran E, Cooke F. Toxoplasmosis. *Oxford Handbook of Infectious Diseases and Microbiology (Manual Oxford de Doenças Infecciosas e Microbiologia)*. Nova Iorque: Oxford University Press; 2009:567; Vol 1: Hofman P, Bernard E, Michiels JF, Thyss A, Le Fichoux Y, Loubière R. Extracerebral toxoplasmosis in the acquired immunodeficiency syndrome (AIDS). *Pathol Res Pract*. 1993 Sep. 189(8):894-901.

50. Luft BJ, Remington JS. Toxoplasmic encephalitis in AIDS. *Clin Infect Dis*. 1992 Aug. 15(2):211-22.

51. Grigg, M.E, Bonnefoy, Hehl, A.B et al. (2001). Sucesso e virulência em *Toxoplasma gondii* como resultado da recombinação sexual entre dois ancestrais distintos. Science, 2001; 294: 161-165.

52. Kean, B.H.Clinical Toxoplasmosis - 50 anos. Trans R. Soc Trop Med Hyg 1972: 66: 549-571.

53. Dogan, N., Kabukcuoglu, S.,Vardeli, E. Toxoplasmic hepatitis in an immunocompetent patient. *Turkiye Parazitoloji Dergisi* 2007; 31: 260-263.

54. Nissapatorn, V., Quek, K.F., Leong, C.L et al. 2004. Toxoplasmose em pacientes com HIV/SIDA: uma situação atual. *Jpn J Infect Dis* 2004: 57: 160-165.

55. Holliman, R.E. 1988. Toxoplasmose e a síndrome da imunodeficiência adquirida. *J Infect* 1988; 16: 121-128.

56. Madireddy S, Rivas Chacon ED, Mangat R. Toxoplasmosis. 2022 Jan.

57. Koppe, J.G., Loewer-Sieger, D.H., de Roever-Bonnet, H. 1986. Resultados de 20 anos de acompanhamento da toxoplasmose congénita. Lancet 1986; 1: 254 - 255.

58. Safadi, M.A., Berezin, E.N., Farhat, C.K, et al. Apresentação clínica e acompanhamento de crianças com toxoplasmose congénita no Brasil. *Braz J Infect Dis* 2003; 7: 325 - 331.

59. Dunn, D., Wallon, M., Peyron, F, et al.Transmissão da toxoplasmose de mãe para filho: estimativas de risco para aconselhamento clínico. Lancet 1999; 353: 1829 - 1833.

60. Holliman,R.E.1994. Sequelas clínicas da toxoplasmose materna crónica. *Rev Med Microbiol* 1994: 5: 47 - 55.

61. de Long, P.T. Ocular toxoplasmosis: common and rare symptoms and signs. Int Ophthalmol 1989; 13:391-397.

62. Gilbert, R.E; Stranford, M.2000. A toxoplasmose ocular é causada por infeção pré-natal ou pós-natal? Br J Opthalmol 2000; 84:224-226.

63. Salviz M, Montoya JG, Nadol JB, Santos F. Otopatologia na Toxoplasmose Congénita. *Otol Neurotol.* 2013 Abr 17.

64. Monnet D, Averous K, Delair E, Brézin AP. Tomografia de coerência ótica na toxoplasmose ocular. *Int J Med Sci.* 2009. 6(3):137-8.

65. Remington JS. Toxoplasmose no adulto. *Bull N Y Acad Med.* 1974 Feb. 50(2):211-27.

66. Holland GN, Crespi CM, ten Dam-van Loon N, Charonis AC, Yu F, Bosch-Driessen LH, et al. Análise dos padrões de recorrência associados à retinocoroidite toxoplásmica. *Am J Ophthalmol.* 2008 Jun. 145(6):1007-1013.

67. McCabe RE, Brooks RG, Dorfman RF, Remington JS. Espectro clínico em 107 casos de linfadenopatia toxoplásmica. *Rev Infect Dis.* 1987 Jul-Aug. 9(4):754-74.

68. de Melo RPB, Wanderley FS, Porto WJN, Pedrosa CM, Hamilton CM, de Oliveira MHGS, et al. Descrição de um isolado atípico de Toxoplasma gondii de um caso de toxoplasmose congénita no nordeste do Brasil. *Parasitol Res.* 2020 Aug. 119 (8):2727-2731.

69. de Barros RAM, Torrecilhas AC, Marciano MAM, Mazuz ML, Pereira-Chioccola VL, Fux B. Toxoplasmose em humanos e animais ao redor do mundo. Diagnóstico e Perspectivas na Abordagem de Uma Saúde. *Ata Trop.* 2022 Jul. 231:106432.

70. JE Vidal, VL Pereira-Chioccola. Toxoplasmose Cerebral em Pessoas Vivendo com HIV/AIDS. E.S. Martins-Duarte, D. Adesse. *Toxoplasma Gondii: Biologia e Papel na Saúde e na Doença.* 1. New York: Nova Science Publishers, Inc.; 2021. 1: 277-296.

71. Ben Yahia S, Herbort CP, Jenzeri S, Hmidi K, Attia S, Messaoud R, et al. Bevacizumab intravítreo (Avastin) como tratamento primário e de resgate para a

neovascularização coroidal secundária à toxoplasmose ocular. *Int Ophthalmol.* 2008 Aug. 28(4):311-6.

72. Benevento JD, Jager RD, Noble AG, Latkany P, Mieler WF, Sautter M, et al. Lesões neovasculares associadas à toxoplasmose tratadas com sucesso com ranibizumab e terapia antiparasitária. *Arch Ophthalmol.* 2008 Aug. 126(8):1152-6.

73. Frenkel JK. Toxoplasmose. *Pediatr Clin North Am.* 1985 Aug. 32(4):917-32.

74. Fabiani S, Caroselli C, Menchini M, Gabbriellini G, Falcone M, Bruschi F. Toxoplasmose ocular, uma visão geral centrada nos aspectos clínicos. *Ata Trop.* 2022 Jan. 225:106180.

75. Dodds EM, Holland GN, Stanford MR, Yu F, Siu WO, Shah KH, et al. Inflamação intraocular associada à toxoplasmose ocular: relações no exame inicial. *Am J Ophthalmol.* 2008 Dec. 146(6):856-65.e2.

76. Daher D, Shaghlil A, Sobh E, Hamie M, Hassan ME, Moumneh MB, Itani S, El Hajj R, Tawk L, El Sabban M, El Hajj H. Comprehensive Overview of *Toxoplasma gondii-Induced* and Associated Diseases. Patogénicos. 2021 Oct 20;10(11):1351. doi: 10.3390/pathogens10111351. PMID: 34832507; PMCID: PMC8625914.

77. Tlamcani Z, Lemkhenete Z, Lmimouni BE. Toxoplasmose: O valor dos métodos moleculares no diagnóstico em comparação com os métodos convencionais. *J Microbiol Infect Dis.* 2013. 3(2):93-99.

78. Abdul-Ghani R. Polymerase chain reaction in the diagnosis of congenital toxoplasmosis: more than two decades of development and evaluation (Reação em cadeia da polimerase no diagnóstico da toxoplasmose congénita: mais de duas décadas de desenvolvimento e avaliação). *Parasitol Res.* 2011 Mar. 108(3):505-12.

79. Pinon JM, Chemla C, Villena I, et al. Diagnóstico neonatal precoce da toxoplasmose congénita: valor dos perfis imunológicos comparativos do ensaio de imunofiltração enzimática e da imunoglobulina M (IgM) ou IgA anti-Toxoplasma gondii e implicações para as estratégias terapêuticas pós-natais. *J Clin Microbiol.* 1996 Mar. 34(3):579-83.

80. Paquet C, Yudin MH. Toxoplasmose na gravidez: prevenção, rastreio e tratamento. *J Obstet Gynaecol Can.* 2013 Jan. 35(1):78-9.

81. Lappalainen M, Hedman K. Serodiagnóstico da toxoplasmose. O impacto da medição da avidez da IgG. *Ann Ist Super Sanita.* 2004. 40(1):81-8.

82. Ashburn D, Chatterton JM, Evans R, Joss AW, Ho-Yen DO. Sucesso no teste do corante para toxoplasma. *J Infect.* 2001 Jan. 42(1):16-9.

83. Peyron F, L'ollivier C, Mandelbrot L, Wallon M, Piarroux R, Kieffer F, et al. Maternal and Congenital Toxoplasmosis: Diagnosis and Treatment Recommendations of a French Multidisciplinary Working Group (Recomendações de diagnóstico e tratamento de um grupo de trabalho multidisciplinar francês). *Pathogens.* 2019 Feb 18. 8 (1):pii: E24.

84. Levy RM, Mills CM, Posin JP, Moore SG, Rosenblum ML, Bredesen DE. The efficacy and clinical impact of brain imaging in neurologically symptomatic AIDS patients: a prospective CT/MRI study. *J Acquir Immune Defic Syndr*. 1990. 3(5):461-71.

85. Bilgin M, Yıldırım T, Hökelek M. Efeitos in vitro da ivermectina e da sulfadiazina no Toxoplasma gondii. *Balkan Med J*. 2013 Mar. 30 (1):19-22.

86. Sobrin L, Kump LI, Foster CS. Clindamicina intravítrea para retinocoroidite toxoplásmica. *Retina*. 2007 Sep. 27(7):952-7.

87. Garweg JG, Pleyer U. Treatment Strategy in Human Ocular Toxoplasmosis: Porque é que os antibióticos falharam. *J Clin Med*. 2021 Mar 5. 10 (5):1-18.

88. Dunay IR, Gajurel K, Dhakal R, Liesenfeld O, Montoya JG. Tratamento da toxoplasmose: perspetiva histórica, modelos animais e prática clínica atual. *Clin Microbiol Rev*. 2018 Oct. 31 (4):e00057-17.

89. Soheilian M, Ramezani A, Azimzadeh A, Sadoughi MM, Dehghan MH, Shahghadami R, et al. Ensaio aleatório de clindamicina e dexametasona intravítreas versus pirimetamina, sulfadiazina e prednisolona no tratamento da toxoplasmose ocular. *Ophthalmology*. 2011 Jan. 118(1):134-41.

90. Murat Hökelek &: Michael Stuart Bronze (eds). 2022. Toxoplasmose. emedicina. Medscape. Atualizado: 20 de dezembro de 2022

91. Reza ei F, Sarvi S, Sharif M, Hejazi SH, Pagheh AS, Aghayan SA, et al. A systematic review of Toxoplasma gondii antigens to find the best vaccine candidates for immunization. *Microb Pathog*. 2019 Jan. 126:172-184.

92. Köksal ZŞ, Yanik K, Bilgin K, Yılmaz EM, Hokelek M. Eficácia in vivo de medicamentos contra Toxoplasma gondii combinados com imunomoduladores. *Jpn J Infect Dis*. 2016. 69 (2):113-7.

93. Soheilian M, Sadoughi MM, Ghajarnia M, Dehghan MH, Yazdani S, Behboudi H, et al. Ensaio prospetivo aleatório de trimetoprim/sulfametoxazol versus pirimetamina e sulfadiazina no tratamento da toxoplasmose ocular. *Ophthalmology*. 2005 Nov. 112(11):1876-82.

94. Sonneville R, Magalhaes E, Meyfroidt G. Infecções do sistema nervoso central em doentes imunocomprometidos. Curr Opin Crit Care. 2017 Abr;23(2):128-133.

95. Paquet C, Yudin MH. No. 285-Toxoplasmose na gravidez: Prevention, Screening, and Treatment. J Obstet Gynaecol Can. 2018 Aug;40(8):e687-e693.

96. Rapalino O, Mullins ME. Doenças Infecciosas e Inflamatórias Intracranianas que se Apresentam como Patologias Neurocirúrgicas. Neurosurgery. 2017 Jul 01;81(1):10-28.

97. Giovane RA, Lavender PD. Infecções do Sistema Nervoso Central. Prim Care. 2018 Sep;45(3):505-518.

98. Mendez OA, Koshy AA. Toxoplasma gondii: Entrada, associação e influência fisiológica no sistema nervoso central. PLoS Pathog. 2017 Jul;13(7):e1006351.

99. Ho YC, Sun HY, Chen MY, Hsieh SM, Sheng WH, Chang SC. Apresentação clínica e resultado da encefalite toxoplásmica em pacientes com infeção pelo vírus da imunodeficiência humana tipo 1. J Microbiol Immunol Infect. 2008 Oct;41(5):386-92.

100.	Kapperud G, Jenum PA, Stray-Pedersen B, Melby KK, Eskild A, Eng J. Risk factors for *Toxoplasma gondii* infection in pregnancy. Resultados de um estudo prospetivo de caso-controlo na Noruega. Am J Epidemiol. 1996;144:405-12.

101.	Rawal BD. Infeção laboratorial por toxoplasma. J Clin Pathol. 1959;12:59-61.

102.	McCabe R, Chirurgi V. Issues in toxoplasmosis. Infect Dis Clin North Am. 1993;7:587-604.

103.	Cook AJ, Gilbert RE, Buffolano W, Zufferey J, Petersen E, Jenum PA, et al. Fontes de infeção por toxoplasma em mulheres grávidas: European multicentre case-control study. Rede Europeia de Investigação sobre Toxoplasmose Congénita. BMJ. 2000;321:142-7.

104.	Winstanley P. Drug treatment of toxoplasmic encephalitis in acquired immunodeficiency syndrome. Postgrad Med J. 1995;71:404-8.

105.	Kimball AC, Kean BH, Kellner A. The risk of transmitting toxoplasmosis by blood transfusion. Transfusion. 1965;5:447-51.

106.	Porter SB, Sande MA. Toxoplasmose do sistema nervoso central na síndrome da imunodeficiência adquirida. N Engl J Med. 1992;327:1643-8.

107.	Baril L, Ancelle T, Goulet V, Thulliez P, Tirard-Fleury V, Carme B. Factores de risco para a infeção por Toxoplasma na gravidez: Um estudo de caso-controlo em França. Scand J Infect Dis. 1999;31:305-9.

108.	Segall L, Moal MC, Doucet L, Kergoat N, Bourbigot B. Síndrome hemofagocítica associada à toxoplasmose no transplante renal. Transpl Int. 2006;19:78-80.

109.	Colombo FA, Vidal JE, de Oliveira AC, Hernandez AV, Bonassar-Filho F. Nogueira RS. Diagnóstico da toxoplasmose cerebral em pacientes com AIDS no Brasil: Importância dos métodos moleculares e imunológicos utilizando amostras de sangue periférico J Clin Microbiol. 2005;43:5044-7.

110.	Kaplan JE, Benson C, Holmes KK, Brooks JT, Pau A, Masur H. Centros de Controlo e Prevenção de Doenças (CDC); Institutos Nacionais de Saúde; Associação de Medicina do VIH da Sociedade de Doenças Infecciosas da América. Guidelines for prevention and treatment of opportunistic infections in HIV-infected adults and adolescents: Recommendations from CDC, the National Institutes of Health, and the HIV Medicine Association of the Infectious Diseases Society of America (Recomendações do CDC, dos Institutos Nacionais de Saúde e da Associação de Medicina do VIH da Sociedade Americana de Doenças Infecciosas). MMWR Recomm Rep. 2009;58:1-207.

111.   Luft BJ, Brooks RG, Conley FK, McCabe RE, Remington JS. Toxoplasmic encephalitis in patients with acquired immune deficiency syndrome (Encefalite toxoplásmica em pacientes com síndrome de imunodeficiência adquirida). JAMA. 1984;252:913-7.

112.   Leport C, Chêne G, Morlat P, Luft BJ, Rousseau F, Pueyo S, et al. Pyrimethamine for primary prophylaxis of toxoplasmic encephalitis in patients with human immunodeficiency virus infection: Um ensaio aleatório, em dupla ocultação. ANRS 005-ACTG 154 Membros do Grupo. Agência Nacional de Investigação sobre a SIDA. Grupo de Ensaios Clínicos sobre a SIDA. J Infect Dis. 1996;173:91-7.

113.   Subauste CS. CD154 e resposta de citocinas do tipo 1: Da síndrome de hiper IgM à infeção pelo vírus da imunodeficiência humana. 2002;185(Suppl 1):S83-9.

114.   Subauste CS, Remington JS. Imunidade ao *Toxoplasma gondii*. Curr Opin Immunol. 1993;5:532-7.

115.   Subauste CS, Wessendarp M, Portilllo JA, Andrade RM, Hinds LM, Gomez FJ, et al. Pathogen-specific induction of CD154 is impaired in CD4+T cells from human immunodeficiency virus-infected patients. J Infect Dis. 2004;189:61-70.

116.   Cohen O, Weissmal D, Fauci KS. A patogénese imunológica da infeção pelo VIH. In: Paul WE, editor. Fundamental Immunology. Philadelphia: Lippincott-Raven; 1999. pp. 1455-509.

117.   Subauste CS, Wessendarp M, Smulian AG, Frame PT. Role of CD40 ligand signaling in defective type 1 cytokine response in human immunodeficiency virus infection. J Infect Dis. 2001;183:1722-31.

118.   Murray HW, Rubin BY, Masur H, Roberts RB. Impaired production of lymphokines and immune (gamma) interferon in the acquired immunodeficiency syndrome. N Engl J Med. 1984;310:883-9.

119.   S. Al-Malki, E. (2021). Toxoplasmose: fases do ciclo de vida do protozoário e avaliação de risco em humanos e animais para uma maior sensibilização e um melhor estatuto socioeconómico. *Saudi Journal of Biological Sciences*, *28*(1), 962-969. https://doi.org/10.1016/j.sjbs.2020.11.007.

120.   Grada, S., Mihu, A. G., Petrescu, C., Suciu, O., Marincu, I., Lupu, M. A., & Olariu, T. R. (2022). Infeção por Toxoplasma gondii em pacientes com transtornos psiquiátricos da Romênia Ocidental. *Medicina (Lituânia)*, *58*(2), 1-7. https://doi.org/10.3390/medicina58020208

121.   Gale, S. D., Erickson, L. D., Thacker, E. L., Mitchell, E. L., Brown, B. L., & Hedges, D. W. (2020). Soropositividade e serointensidade do Toxoplasma gondii e função cognitiva em adultos. *PLoS Neglected Tropical Diseases*, *14*(10), 1-14. https://doi.org/10.1371/journal.pntd.0008733.

122.   Sutterland, A. L., Mounir, D. A., Ribbens, J. J., Kuiper, B., van Gool, T., & de Haan, L. (2020). Infeção por Toxoplasma gondii e características clínicas de pacientes

com esquizofrenia: Uma revisão sistemática e meta-análise. *Boletim de Esquizofrenia Aberto, 1*(1), 1-12. https://doi.org/10.1093/schizbullopen/sgaa042.

123.   Torrey, E. F. (2022). *Parasitas, gatinhos e psicose*. Parasitas, *gatinhos e psicose*. https://doi.org/10.1007/978-3-030-86811-6.

124.   Soleymani, E., Faizi, F., Heidarimoghadam, R., Davoodi, L., & Mohammadi, Y. (2020). Associação da infeção por T. gondii com suicídio: Uma revisão sistemática e meta-análise. *BMC Public Health, 20*(1), 1-7. https://doi.org/10.1186/s12889-020-08898-w

125.   Manuel, L., Santos-Gomes, G., & Noormahomed, E. V. (2020). Toxoplasmose humana em Moçambique: lacunas no conhecimento e oportunidades de pesquisa. *Parasitas e Vectores, 13*(1), 1-10. https://doi.org/10.1186/s13071-020-04441-3.

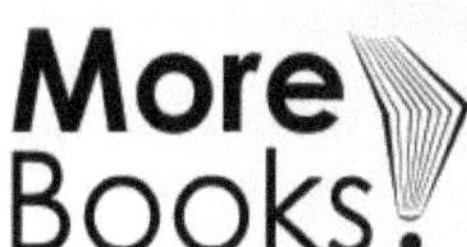

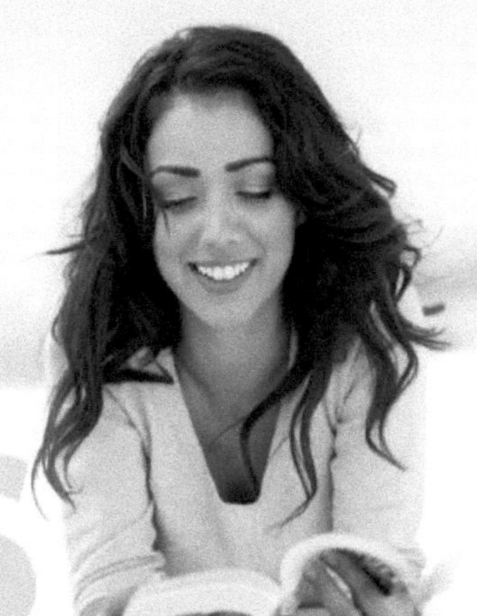

yes
I want morebooks!

Buy your books fast and straightforward online - at one of world's fastest growing online book stores! Environmentally sound due to Print-on-Demand technologies.

Buy your books online at
www.morebooks.shop

Compre os seus livros mais rápido e diretamente na internet, em uma das livrarias on-line com o maior crescimento no mundo! Produção que protege o meio ambiente através das tecnologias de impressão sob demanda.

Compre os seus livros on-line em
www.morebooks.shop

info@omniscriptum.com
www.omniscriptum.com

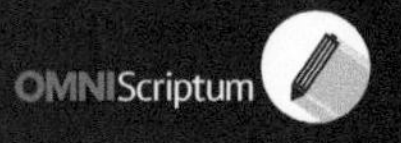

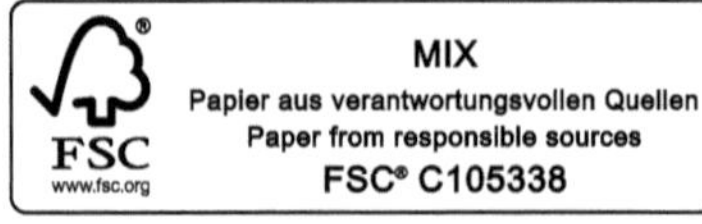

Printed by Books on Demand GmbH, Norderstedt / Germany